社区卫生服务技术规范丛书

社区精神分裂症病例管理

（试　用）

主　　编　于　欣　陈博文

编写人员　（按姓氏笔画排序）

吕岩玉　许宗余　李献云　肖　峰

周指明　姚贵忠　夏挺松　崔明明

北京大学医学出版社

图书在版编目（CIP）数据

社区精神分裂症病例管理（试用）/于欣，陈博文主编．
—北京：北京大学医学出版社，2008.3
（社区卫生服务技术规范丛书）
ISBN 978-7-81116-141-0

Ⅰ．社… Ⅱ．①于…②陈… Ⅲ．精神分裂症－病案－管理
Ⅳ．R749.3

中国版本图书馆 CIP 数据核字（2008）第 002967 号

社区精神分裂症病例管理（试用）

主　　编：于　欣　陈博文
出版发行：北京大学医学出版社（电话：010-82802230）
地　　址：（100083）北京市海淀区学院路 38 号 北京大学医学部院内
网　　址：http：//www. pumpress. com. cn
E - mail：booksale@bjmu. edu. cn
印　　刷：北京瑞达方舟印务有限公司
经　　销：新华书店
责任编辑：江　宁　　**责任校对**：金彤文　　**责任印制**：张京生
开　　本：850mm×1168mm 1/32　**印张**：3.5　**插页**：1　**字数**：61 千字
版　　次：2008 年 3 月第 1 版　2008 年 3 月第 1 次印刷
书　　号：ISBN 978-7-81116-141-0
定　　价：9.80 元

序

党中央、国务院高度重视城市社区卫生工作，并将发展社区卫生服务作为深化城市医疗卫生体制改革和有效解决群众看病难、看病贵等问题的重要举措，作为构建新型城市卫生服务体系的基础。2006 年 2 月，《国务院关于发展城市社区卫生服务的指导意见》（国发〔2006〕10 号）（以下简称《指导意见》）提出，到 2010 年，全国地级以上城市和有条件的县级市要建立比较完善的社区卫生服务体系，社区卫生服务机构设置合理，服务功能健全，人员素质较高，运行机制科学，监督管理规范，居民可以在社区享受到疾病预防等公共卫生服务和一般常见病、多发病的基本医疗服务。《指导意见》还明确要求健全社区卫生服务技术操作规程和工作制度。

近年来，在各级政府和各有关部门的共同努力下，城市社区卫生工作取得了积极的进展。目前，全国已建成社区卫生服务中心 5000 多个、社区卫生服务站近 18000 个，从事社区卫生工作的卫生技术人员达 26 万人。社区卫生服务功能不断完善，服务水平不断提高，并因其便捷、经济的特点受到群众的普遍欢迎。研究制订符合我国国情的社区卫生服务技术规范，对于规范社区卫生服务机构及其医务人员的专业技术行为，提高服务能力，保证服务质量，为居民提供安全、有效、便捷、经济的公共卫生和基本医疗服务具有重要意义。

为贯彻落实《指导意见》，我司委托中国社区卫生协会组织相关领域专家，以科学、有效、可行为原则，开展社区卫生服务技术规范的研究制订工作。现在已经完成了第一批技术规范的研制工作，并在东、中、西部遴选了十个城市进行试用，期待在实践应用中加以修改和完善。

现将第一批社区卫生服务技术规范丛书（试用）出版发行，供各地在工作中使用。随着社区卫生服务的发展，其他相关技术规范也将陆续推出。希望各地加强社区卫生服务技术规范（试用）的推广应用，加强内涵建设，促进社区卫生服务事业的健康、可持续发展。

卫生部妇幼保健与社区卫生司

2008年1月4日

前　言

社区卫生服务是城市卫生工作的重要组成部分，是实现人人享有基本医疗卫生服务的基础环节。我国的社区卫生服务经过了十年的发展，随着相关政策的逐步落实，社区卫生服务网络逐步健全。截至2007年4月，全国已设置2万多家社区卫生服务机构，在落实公共卫生任务和开展常见病、多发病的防治方面发挥着越来越重要的作用。

受卫生部妇幼保健与社区卫生司委托，中国社区卫生协会组织有关方面专家，在总结国内外成功经验和研究成果的基础上，按照连续性、综合性、可及性、主动性等全科医学理念，开展了社区卫生服务技术规范的研究制订工作，希望通过3～5年的努力，健全社区卫生服务技术体系。目前已经开展了一系列社区卫生服务技术规范的研制工作，包括《社区卫生诊断技术手册》、《社区居民健康档案》、《社区0～36个月儿童健康管理》、《社区孕产妇健康管理》、《社区中老年人健康管理》、《社区高血压病例管理》、《社区2型糖尿病病例管理》、《社区结核病病例管理》等。每项技术规范均经过相关专家、卫生行政部门人员、社区卫生服务机构管理人员和全科医生、社区护士等多次论证，并在一些地方进行了试用，在此基础上作了进一步的修改和完善。

社区卫生服务技术规范（试用）具有以下特点：

1. 强调在医疗卫生服务过程中，全科医生和专科医生的任务各有侧重，职责不同。全科医生负责在社区进行疾病筛查、重点人群和患者的健康管理；专科医生负责疾病诊断、治疗方案制订以及疑难杂症和危急重症的诊治。全科医生和专科医生之间形成双向转诊的合作关系。

2. 对社区居民，强调预防为主，防止疾病危险因素的发生。对已有危险因素的居民，通过进行健康教育和行为干预，督促其改变不良生活行为。做好疾病筛查工作，及时转诊确诊，做到疾病的早发现、早诊断、早治疗。

3. 对社区现患病人，强调防治结合，提高疾病管理效力，降低管理成本。通过对患者在社区的一对一连续综合的个案管理，建立有效的随访制度，密切医患关系，提高治疗依从性，进而增强健康干预效果，提高疾病控制率，切实改善患者健康状况，同时也有利于控制医疗费用。

4. 强调科学性、有效性和可行性并重。

希望社区卫生服务技术规范的推广使用，有助于加快提高社区卫生服务人员的基本技术能力和服务能力，规范卫生技术人员的服务行为，提高社区卫生服务质量，切实让居民享受到安全、有效、便捷、经济的公共卫生服务和基本医疗服务。

本次研究制订社区卫生服务技术规范，为我国社区卫生发展中的首次尝试。受水平所限，书中难免有不足甚至错误之处，恳请各位同仁提出宝贵意见，以便我们再版时改正，并在研制其他技术规范时借鉴。

《社区卫生服务技术规范丛书（试用）》编委会

2008 年 1 月 4 日

社区卫生服务技术规范丛书（试用）编委会

李新华　卫生部妇幼保健与社区卫生司
杜雪平　北京月坛社区卫生服务中心
杨　哲　科技部社会发展司
杨文秀　天津市医学科技信息研究所
邵瑞太　世界卫生组织慢性非传染性疾病预防与控制部
陈旭利　卫生部科技教育司
陈博文　首都儿科研究所
周　巍　卫生部妇幼保健与社区卫生司
武阳丰　北京大学医学部
金生国　卫生部妇幼保健与社区卫生司
秦　耕　卫生部妇幼保健与社区卫生司
曹　彬　卫生部妇幼保健与社区卫生司
梁晓峰　中国疾病预防控制中心
曾学军　北京协和医院
董燕敏　天津市社区卫生协会
端木宏谨　中国防痨协会
滕红红　首都儿科研究所

目　录

社区精神分裂症病例管理流程图

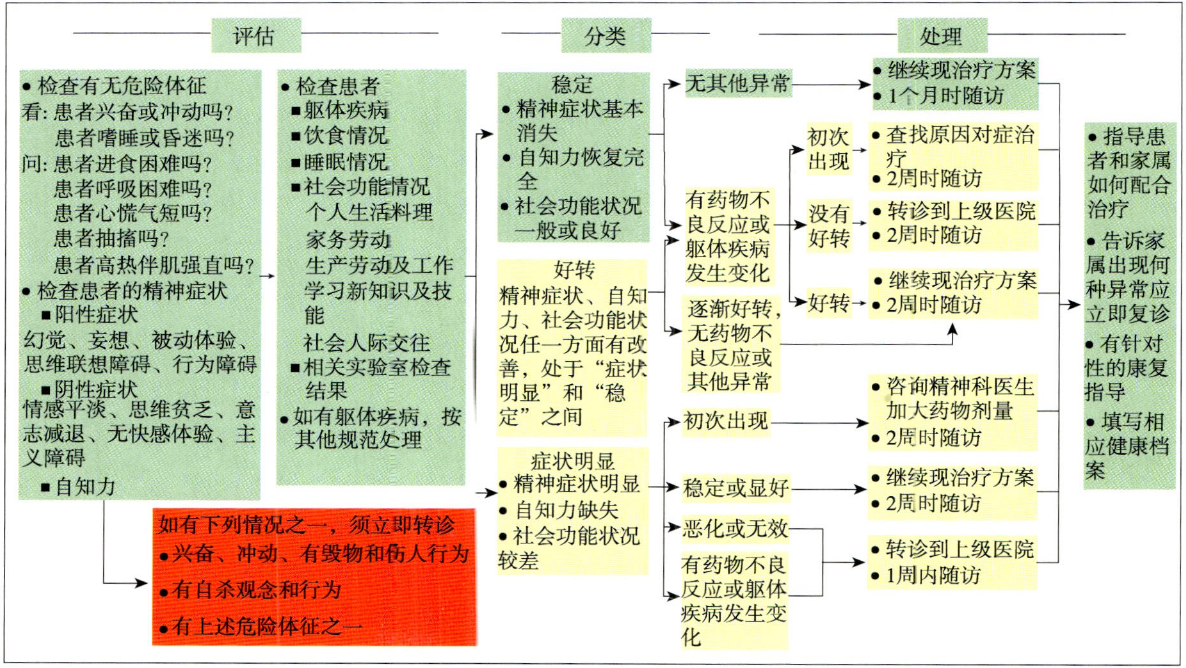

第一部分

社区精神分裂症病例管理方法

本规范的使用对象是社区卫生服务中心的全科医生。

适用人群：诊断明确、病情稳定、处于维持期治疗的精神分裂症患者。

第一章　社区精神分裂症病例管理流程图说明

第一节　评　估

在社区接受管理的精神分裂症患者应已在精神病专科确诊并得到治疗，急性期症状已经被控制，目前处于较稳定状态。一般精神分裂症患者在家属陪同下就诊，患者信息可以由陪同者提供。每次就诊时应按照如下步骤对患者进行评估。

一、检查危险体征

对所有的患者都要检查危险体征。若有以下情况之一，说明患者有急性发作的危险，应立即转诊。

→ 患者兴奋或冲动吗?

→ 患者嗜睡或昏迷吗?

→ 患者进食困难吗?

→ 患者呼吸困难吗?

→ 患者心慌气短吗?

→ 患者抽搐吗？

→ 患者有高热伴肌强直吗？

有上述危险体征的患者多数是由于躯体疾病导致的，也可能是严重的药物不良反应所致，鉴于疾病的处理难度及社区卫生服务机构治疗条件有限，有上述危险体征的患者视情况需要紧急转诊到上级综合医院或精神病专科医院。

二、进行症状检查

社区卫生服务机构的技术和设备条件有限，所以由专科医院负责疾病诊断。但社区医生应了解精神分裂症的主要临床症状，便于对患者进行管理。

将精神分裂症的常见症状按照阳性、阴性进行分类，并对患者自知力进行判断。

→ 阳性症状 － 指精神功能的亢进

✓ 幻觉　妄想　被动体验　思维联想障碍　行为障碍

→ 阴性症状 － 指精神功能的减退或缺失

✓ 情感平淡　思维贫乏　意志缺乏　无快感体验　注意障碍

精神分裂症患者的症状表现很多，判定时需要比较和分析，其中包括“纵向比较”和“横向比较”。纵向比较是指将患者的目前表现与其既往的一贯表现相比较；横向比较是指与同类人进行比较。如果发现被比较者有明显的异常，用其他原因不能解释其异常的表现，才可以认定是精神异常的表现。另外，由于正常人在特定的环境下有时也可以表现出某些短暂的精神异常，而精神分裂症患者除了表现有精神病态的一面，往往也可以同时保存部分正常的精神活动，因此，还要结合对方的人格特征、一贯表现、病因、病史等，才能加以准确判断。

→ 自知力

自知力是指患者对其自身精神状态的认识能力。一般精神分裂症患者均有不同程度的自知力障碍，分类如下：

- ✓ 自知力缺失：患者在疾病状态下，通常都否认自己有病，这就是“自知力缺失”
- ✓ 自知力不全：患者经过治疗，也可能有些“病感”，承认有病，但又缺乏正确认识和分析自己病态表现的能力，这种情况只能认为自知力有所恢复。
- ✓ 自知力完全：一般以患者精神症状消失，真正认识到自己有病，并能透彻地认识到哪些是病态表现，才能认为其自知力恢复完全。

三、紧急转诊

根据上述危险体征和症状的评估，对出现下列情况的须立即转诊：

→ 兴奋、冲动、有毁物和伤人行为

处于极度兴奋状态的患者无法控制自己的行为，常会发生暴烈的攻击性行为，情况非常危险而且紧急，需要立即进行处置，同时医生要注意保护自己的安全。若患者情况危及公共安全，要及时报警。

→ 有自杀观念和行为

由于受精神症状的影响，或因现实因素处于危机状态而有强烈的自杀观念的患者，随时可能发生危险，需要立即进行干预。

→ 有上述危险体征之一

有一般危险体征的患者可能是受精神症状的支配或者严重的药物不良反应，也可能是严重躯体疾病的表现，有一般危险体征的患者需要紧急转诊到上级医院。

→ 合并难以处理的躯体疾病

有的患者合并严重的躯体疾患，社区卫生服务机构不能处理，须立即转诊。

四、询问患者的躯体疾病、社会功能状况及各项检查结果

对无需紧急转诊的患者进行如下评估，对初次进入社区卫生服务机构接受病例管理的患者，要查看其病历记录，特别是要患者（家属）提供专科医院的出院后治疗方案，如有不清楚的地方，可以直接与患者的主管医生联系。

→ 躯体疾病

患者在接受抗精神病药物治疗时，要特别注意躯体疾病对相关器官和系统的损害和功能影响可能会加重抗精神病药物的不良反应，同时需注意药物间的相互作用。

初诊时要详细询问并记录患者是否患有以下躯体疾病，在每次的随访中，社区医生要注意患者是否有新出现的躯体疾病或原有的躯体疾病变化：

√ 心脏疾病

√ 肝脏疾病

√ 肾脏疾病

√ 呼吸疾病

√ 内分泌疾病如糖尿病、甲状腺疾病

→ 询问患者睡眠情况

✓ 精神分裂症患者常伴有失眠或嗜睡，若睡眠情况改变，往往提示病情的变化。

→ 询问患者饮食情况

✓ 规律吃饭，饭量等

→ 社会功能状况

此项目包括五个方面，分别划分为良好、一般、较差三个等级，判定方法为：

✓ 个人生活料理

良好：患者料理个人的起居、饮食、卫生等，基本如病前或正常人那样，没有明显的差距；

一般：患者料理个人的起居、饮食、卫生等，虽不如其病前或正常人，但在别人督促下仍可以自己完成；

较差：患者不能自己料理个人的起居、饮食、卫生等，需要别人反复督促，甚至在别人的帮助下才能完成。

✓ 家务劳动

良好：患者在参加家务劳动中能接近病前水平或如正常人；

一般：虽然比病前稍差，但尚能独立完成简

单的家务；

较差：基本不能参与家务劳动，或在别人的反复督促下，才能从事很简单的家务，或完成的质量不能令人满意。

✓ 生产劳动及工作

生产劳动及工作是指患者从事社会性劳动的能力。

良好：患者从事社会性劳动的能力接近病前水平或如正常人；

一般：比病前相比，从事社会性劳动的能力下降，但仍能坚持从事原来的劳动/工作，或能较好地完成比原来简单的劳动/工作；

较差：完全不能从事原来的劳动/工作，或对于比原来的劳动/工作更为简单的劳动/工作也不能完成。

✓ 学习新知识及技能

良好：能接近病前水平或如正常人；

一般：学习效果下降，但尚能坚持；

较差：不能学习或者学习效果甚差。

✓ 社会人际交往

良好：患者在与外界的接触和人际交往上，接近病前水平或如正常人；

一般：比病前能力下降，但尚能与外界和别人保持一定联系；

较差：很少与外界联系，也很少或基本不与别人交往。

→ 实验室检查

实验室检查对于确定患者是否患有躯体方面的疾病以及抗精神病药物不良反应，可以提供重要的依据，如非典型抗精神病药物（包括利培酮、奥氮平、奎硫平、氯氮平、阿立哌唑等）很容易导致血糖升高和血脂升高。如果患者的血、尿常规检查和生化检查等项目在治疗前是正常的，而在治疗过程中出现了异常，往往是由于抗精神病药物的不良反应引起的。实验室检查项目包括：

✓ 血常规：白细胞　红细胞　血红蛋白　血小板　其他

✓ 尿常规：尿蛋白　尿糖　尿酮体　尿潜血　其他

✓ 肝肾功能：ALT　AST　TBiL　DBiL　Cr　BUN

√ 血糖：空腹血糖　餐后血糖　糖化血红蛋白

√ 血脂：总胆固醇　甘油三酯　低密度脂蛋白　高密度脂蛋白

√ 心电图：记录异常变化

说明：关于实验室检查项目的检查频率，一般在开始药物治疗前查，以后每月一次，半年后可改为两个月到三个月一次，对于社区卫生服务机构无条件进行的部分检查、躯体疾病诊断，应要求患者每年到上级医院做一次全面体检，社区卫生服务机构工作人员将相关检查结果、疾病诊断结果记录在患者的健康档案中。

第二节　分　类

根据社区卫生服务机构的实际情况，我们将精神分裂症患者病例管理的重点集中在精神分裂症症状是否消失、自知力是否完全恢复和工作、社会功能是否恢复三方面，并依据这三方面的情况进行分类。

→ 精神症状是否已经消失

精神分裂症患者的症状主要表现在言语、行为、情绪等方面，其中，有的症状比较明显，有的则比较隐蔽。因此，在对患者进行分类时，不能只注意阳性症状，而忽视阴性症状，只有将其康复过程中的各种表现与病前表现认真加以比较，才能看出其症状是否真正消失。

→ 自知力是否全部恢复

临床上将有无自知力及自知力恢复的程度作为判定精神分裂症患者病情轻重和疾病好转程度的重要指标。自知力完全恢复是病情痊愈的重要指标之一。在社区病例管理中我们也将其作为对患者的分类指标之一。

→ 社会功能状况是否改善

工作、生活能力及人际交往即患者的社会功能状况。患精神分裂症后，患者的工作、生活能力及人际交往都会受到不同程度的影响。随着疾病的康复，其社会功能也会相应地恢复。假如患者病情稳定，但仍不能适应原来的工作与生活环境，不能与别人正常交往，则不能认为其是真正的恢复。

依据上述三个方面的情况，将社区的精神分裂症患者分成三类，进行分类管理。

一、症状明显

精神症状明显，自知力缺失，社会功能较差。

二、好转

精神症状、自知力、社会功能状况任一方面有改善，处于“症状明显”和“稳定”之间。

三、稳定

精神症状基本消失，自知力恢复完全，社会功能处于一般或良好状态。

说明：在流程图中不同的颜色表示不同的含义，在社区病例管理初诊流程图中以不同的颜色表示对患者的处理方式。绿色为所有适用对象均应完成的内容；黄色表示对患者应在社区卫生服务机构中处理，但需社区医生对其给予额外关注；红色表示患者病情较危急，须引起高度注意，应立即转诊。

第三节 处 理

对精神分裂症患者的处理包括药物治疗、非药物治疗、定期随访、对家属的心理支持等，需要注意的是社区医生需要根据上级医院的治疗方案对患者进行药物治疗，如果患者提供的方案不够清晰或未进行全面检查，要告诉患者到上级医院进行检查并将检查结果和治疗方案反馈给社区医生。

一、病情稳定

询问患者是否存在药物不良反应或躯体疾病出现变化。

→ 患者病情稳定，也没有出现药物不良反应或躯体疾病的恶化，继续执行上级医院制定的治疗方案，一个月时随访。

→ 若患者初次出现药物不良反应或躯体疾病恶化，要查找原因对症治疗，两周时进行随访。

→ 社区医生进行对症治疗后，若药物不良反应或躯体疾病有所好转，可继续现方案治疗，但需密切观察，两周时随访。

→ 若社区医生已经对患者出现的药物不良反应或躯体疾病进行了对症治疗，但此次随访没有好转，需转诊到上级医院。两周内随访。

二、病情好转

询问患者是否规律服药，是否出现药物不良反应或躯体疾病出现变化。

→ 若患者规律服药，无药物不良反应，躯体疾病也保持稳定，可继续现治疗方案。但由于此阶段患者病情还不稳定，需两周时随访。

→ 若患者未规律服药，要对患者和家属强调规律服药对防止精神分裂症复发有重要意义，两周时随访。

→ 若患者初次出现药物不良反应或躯体疾病恶化，

要查找原因对症治疗，两周时进行随访。

→ 社区医生对患者进行对症治疗后，若药物不良反应或躯体疾病有所好转，可继续现方案治疗，但需密切观察，两周时随访。

→ 若社区医生已经对患者出现的药物不良反应或躯体疾病进行了对症治疗，但此次随访没有好转，需转诊到上级医院。两周内随访。

三、症状明显

询问患者是否规律服药，除原有精神症状外，是否出现新症状、药物不良反应或躯体疾病的变化。

→ 若患者规律服药，第一次出现症状明显情况，社区医生可在现用药物基础上加大药物剂量（有必要时与患者原主管医生取得联系），两周时随访。

→ 患者规律服药，调整过剂量后，患者症状稳定或虽然症状明显但比上次已有好转，可维持目前治疗方案，两周时随访。

→ 患者规律服药，调整过一次剂量后，可连续观察 4～6 周，若仍无效果，转诊到上级医院。一周内随访。

→ 若患者未规律服药，仔细询问患者或家属，若原因为药物不良反应大，对此类症状明显又伴有药物不良反应的患者，要将患者转诊到上级医院，一周内随访。

→ 在仔细询问患者或家属后，发现患者未规律服药导致症状明显的原因为患者藏药或拒绝服药，一定要与家属强调规律服药的重要性，督促患者按医嘱服药。两周时随访。

→ 症状明显同时伴有躯体症状恶化的患者，将患者转诊到上级医院，一周内随访。

四、在随访中的注意事项

1. 根据病情，定期访视患者，并做好随访记录，发现患者有复发的征兆时，要及时采取有效措施。首次复发要查找原因对症治疗，多次复发并有加重趋势的患者建议其转诊。

2. 督促患者坚持服药治疗，对于病情不稳定需要转诊的患者，社区大夫督促并协助其转诊就医。

3. 提供心理疏导和帮助，为患者解决具体困难，帮助患者和家属渡过危机。

4. 监管患者，指导康复。当患者出现肇事苗头时，一方面加强看管，另一方面需要和专科医生联系，采取措施。另外，鼓励和帮助患者进行生活功能康复训练，指导患者参与社会活动、接受职业训练。

5. 对给出转诊建议的患者，社区医生要督促患者及时到上级医院就诊，这种情况下的随访并不一定要求患者前来社区卫生服务机构就诊，医生能与患者或家属取得联系，保证对患者的转诊情况进行有效督促即可。

五、对所有的患者进行如下指导

→ 指导家属如何配合治疗（具体内容见第四节家庭康复指导）

✓ 保障患者的安全

✓ 帮助患者服药

✓ 对患者的日常生活护理

✓ 家庭康复训练

→ 告诉家属，患者如有下列异常立即复诊

✓ 患者嗜睡或昏迷

✓ 患者进食困难

✓ 患者呼吸困难

✓ 患者心慌气短

✓ 患者抽搐

✓ 患者高热伴肌强直

✓ 兴奋、冲动、有伤人和自伤行为

√ 有自杀观念和行为

√ 出现严重的躯体疾病

→ 针对性地对患者进行心理康复和其他具体康复措施（具体见第三节心理康复和第五节社区其他康复措施）

√ 心理康复

通过与患者的各种接触，对他们进行科学的启发、教育和暗示，促使他们了解自身疾病的本质，消除他们来自自身的或者外界的各种消极因素，帮助他们掌握控制疾病和巩固疗效的基本知识，唤起他们与疾病斗争的勇气与信心，使他们始终处于积极乐观的情绪状态，并保持对治疗的积极参与。主要包括：

- 向患者及家属宣传有关的精神疾病知识
- 帮助家属认识目前患者存在的问题，提高对患者的正确应对能力
- 减轻家属的内疚自罪感，减少心理负担
- 帮助患者树立信心、改善心理处境

√ 其他具体康复措施

- 社会技能训练
- 工娱治疗

六、填写相应健康档案

患者经精神科医生明确诊断后纳入社区精神分裂症病例管理。初诊患者填写附件表 1 个人一般情况表，附件表 2 精神分裂症患者健康管理年检表，附件表 3 精神分裂症患者随访表。每年对患者做一次较全面的评估，同时再次填写年检表。

第二部分

社区精神分裂症病例管理适宜技术

根据社区卫生服务机构实际情况和循证医学证据，我们从精神分裂症的非药物治疗、药物治疗、紧急转诊等多个方面提供了如下建议，供社区医生参考。

第一章　社区精神分裂症病例管理常用知识技能

第一节　精神分裂症概述

一、基本概念

精神分裂症是一种常见的精神疾病，国内约有 780 多万患者，患病率达 6.5‰。本病病因不明，多起病于青壮年，主要表现为基本个性的改变，精神活动与环境的不协调及思维、情感和行为等方面的障碍。其病程往往迁延不愈，呈缓慢进展，使患者的精神活动和社会功能受到严重损害，为社会以及患者和家属带来严重的负担。

既往人们通常认为精神分裂症的结局必然是精神活动的全面衰退，而且这种结局是不可逆转的，因此对治疗和康复持较为悲观的态度。然而近半个世纪以来，随着抗精神病药物的问世与发展，以及各种综合性康复措施的应用，改变了精神分裂症患者的状况，尤其是精神病防治康复工作的开展，使人们看到了精神分裂症的更多转机。只要措施得当并持之以恒，至少1/2～2/3的患者可以获得基本“正常化”的生活。因此，认为“患了精神分裂症一辈子就完了”的观点是不能成立的。

精神分裂症的病因和发病机制目前尚不明确，但是比较一致的观点认为，精神分裂症的发病是多种因素共同作用的结果，如遗传因素、环境因素等。其中遗传因素尤为重要，遗传方式以“多基因遗传”可能性较大，但是，也有不少患者目前找不到任何遗传线索。以至于把精神分裂症的发生归咎于“受了刺激”、“心胸狭窄”、“想不开”等，这些都是片面而且缺乏科学依据的看法。精神分裂症的发病机制有很多假说，目前较为流行的有神经发育异常假说、多巴胺功能亢进假说等。

二、常见症状

判定一个人有无精神分裂症的症状表现非常重要，这也是每一位社区精神病防治医生的基本功。精神分裂症患者的精神症状多种多样，下面就一些常见症状表现描述如下：

1. 幻觉

这是一种虚幻的知觉，客观上根本不存在任何相应的刺激物，患者却能够感知到它的存在，如听到不存在的声音，看到不可能看到的东西等。幻觉是一种典型的精神病症状，对于精神分裂症的临床诊断很有价值。最常见的有：

（1）幻听：患者听到客观上不存在的声音，如在很安静的环境中，听到十分嘈杂的噪音，或听到别人在评论他（她）、谩骂他（她），或听到广播里在讲他（她）等。因此，患者往往会用纸团塞住耳朵，或者对空交谈，或者对空谩骂。

评论性幻听：一位50多岁的女患者出门买菜，有声音讲"大破鞋又出门了"，患者听后十分气愤，掉头回家，声音马上又说"装洋蒜"。

命令性幻听：在大夫检查患者询问其姓名的时候，声音告诉患者"别说你的真名"，患者就随口编一个假名。

（2）幻视：患者看到实际上不存在的人或物，如在洁净的床单上看到许多爬动的虫子，在空无一人的院子里看到许多人。

（3）幻嗅和幻味：这两种幻觉往往同时存在，所感受到的常是令人不愉快的气味，如恶臭味、腐烂味等，因此患者往往紧闭门窗，或堵掩鼻孔，或拒水、拒食等。

（4）幻触：凭空产生一种触摸感、虫爬感、针刺感、电击感等。

2. 妄想

妄想是指一种不符合事实，患者却坚信不移，不能以其文化水平或社会背景来解释，无法通过摆事实、讲道理让其放弃的病态信念。常见的有：

（1）被害妄想：最为常见。患者凭空认为有人跟踪他，对他施加诽谤，欲置之死地等。妄想的内容与患者的生活经历、教育背景都有一定程度的联系。

如一位在化工厂工作的工程师认为自己喝水的杯子被人做了手脚，每天都会释放出定量的毒药。

一位老护士认为自己在上次住院时被人注射了艾滋病病毒。

（2）关系妄想：又称“牵连观念”。患者表现十分敏感多疑，把与己无关的现象硬是牵连到自己身上，如感到所有人都是针对他的，别人说的话明明与己无关，却认为是讲他的坏话。关系妄想通常是其他妄想（特别是被害妄想）产生的基础或前奏，也可以与其他妄想并存。

（3）夸大妄想：患者毫无根据地坚信自己才智过人，或地位显赫，或拥有亿万财产，或称自己是伟大的发明家、名人等。

（4）罪恶妄想：无端地认为自己罪大恶极、死有余辜，认为自己对不起人民，对不起国家，不配活在世上。患者常伴有消极行为，如自杀、拒食等，也有人以跪地、拼命劳动等表示赎罪。

（5）疑病妄想：患者坚信自己身患严重疾病，如癌症、心脏病等，虽经反复检查证明无病，但仍不能使其信服。患者常常称自己“内脏烂了”、认为自己早已病入膏肓。

（6）嫉妒妄想：患者坚称自己的配偶另有新欢，对自己不忠贞，常捕风捉影，跟踪、逼问自己的配偶，虽不能证实也坚信不移。

（7）钟情妄想：凭空认为某个异性爱上了自己，有时尽管对方根本不认识他（她），也坚信如故。

3. 被动体验

正常人对自己的精神和躯体活动有着充分的自主性，即能够自由支配自己的思维和运动，并在整个过程中时刻体验到这种主观上的支配感。但在精神分裂症患者，常常会出现精神与躯体活动自主性方面的问题。患者丧失了支配感，相反，感到自己的躯体运动、思维活动、情感活动、冲动都是受人控制的，有一种被强加的被动体验，常常描述思考和行动身不由己。

被动体验常常会与被害妄想联系起来。患者对这种完全陌生的被动体验赋予种种妄想性的解释，如“受到某种射线影响”、“被骗服了某种药物”、“身上被安装了先进仪器”等。

4. 思维联想障碍

有经验的医生通过与患者的一般性交谈，就可以做出有无精神分裂症的判断。同精神分裂症患者交谈，即使为了收集一般资料，也需要较多的耐心和较高的技巧；而想同患者做深入交谈，往往会十分困难，患者在交谈中忽视常规的修辞、逻辑法则，在言语的流畅性和叙事的完整性方面往往出现问题。

患者在交谈时经常游移于主题之外，尤其是在回答医生的问题时，句句说不到点子上，但是句句似乎又都沾点边儿，中心不突出，目的不明确，内容结构松散，令听者抓不住要点（思维散漫）。病情严重者言语支离破碎，根本无法交谈（思维破裂）。

5. 行为障碍

人的行为是一系列动作的有机组合，也是人类心理活动的一种表现形式。精神分裂症患者的动作和行为都可以发生障碍，且表现复杂多样，通常可见：

(1) 兴奋状态：表现为整个精神活动的增强，语言、动作、行为异常增多，吵闹不安、手舞足蹈、忙碌不停、到处乱跑等。患者的行为没有目的性，甚至杂乱无章、荒谬离奇，如做鬼脸、撕衣服、狂喊乱叫、咬伤自己等。

(2) 抑制状态：这是一类与兴奋状态表现相反的症状。患者的整个精神活动处于抑制，语言、动作和行为减少。比较典型的有：

→ 木僵

患者像木雕泥塑一样，不言、不动、不食，面部表情固定，问之不答，唤之不动，可保持一种固定不变的姿态，很长时间不变。

→ 违拗

患者拒不执行对他的要求，甚至表现出抗拒、相反的行为，如要他站立，他偏要躺下；要他闭口，他偏张口等。违拗多伴随紧张性木僵出现。

6. 情感平淡

情感平淡并不仅仅以表情呆板、缺乏变化为表现，患者同时还有自发动作减少、缺乏躯体语言，在谈话中很少或几乎根本不使用任何辅助表达思想的手势和肢体姿势，讲话语调很单调、缺乏抑扬顿挫，同人交谈时很少与对方有眼神接触，多茫然凝视前方，患者丧失了幽默感及对幽默的反应，检查者的诙谐很难引起患者会心的微笑；患者对亲人感情冷淡，亲人的伤病痛苦对患者来说无关痛痒。

7. 思维贫乏

语量贫乏，缺乏主动语言，在回答问题时异常简短，多为“是”、“否”，很少加以发挥。同时患者在每次应答问题时总要延迟很长时间。即使患者在回答问题时语量足够，内容却含糊、过于概括，传达的信息量十分有限。

8. 意志缺乏

患者在坚持工作、完成学业、料理家务方面有很大困难，往往对自己的前途毫不关心、没有任何打算，或者虽有计划，却从不实施。活动减少，可以连续坐几个小时而没有任何自发活动。有的患者自称“我就喜欢在床上躺着”。患者忽视自己的仪表，不知道料理个人卫生。

9. 注意障碍

患者的注意力很容易分散，不易集中，做事说话都显得心不在焉。

10. 自知力障碍

自知力是指患者对其自身精神状态的认识能力。一般精神分裂症患者均有不同程度的自知力障碍，严重的表现为完全不能认识自己的病态精神活动，否认自身有病，拒绝治疗，这种情况称为“自知力缺失”；自知力丧失是判断精神疾病的重要指标之一，其完整程度与变化，也是判断精神病恶化、好转或痊愈的一个标准，因此，准确判断患者的自知力，对社区医生来说是十分重要的。

三、精神分裂症的识别

早期识别精神分裂症

精神分裂症是一种十分常见的精神疾病，大多数患者起病缓慢，早期症状不典型，极易被人们所忽视。社区医生在疾病早期就能够识别它，有助于患者及时到专科医院诊断和制订治疗方案。以下几方面有助于早期识别精神分裂症。

1. 性格改变和类神经症症状是早期精神分裂症最为常见的表现

如患者变得孤独少语、不合群、做事心不在焉、学习成绩下降、工作不负责任、兴趣索然、生活懒散，甚至连个人生活起居也需别人督促。也有的患者表现为敏感多疑、不近情理、好发脾气，或表现为自言自语、独自发笑等。不少患者有头昏、头痛、失眠、多梦、精神萎靡、周身不适等，甚至怀疑自己患有不治之症。

2. 思维、情感和意志活动障碍是精神分裂症的特征性表现

在疾病的早期，轻微的性格改变和类神经症症状常常不容易被人重视，但是仔细观察则可以发现在上述症状的掩盖下，患者往往想法怪异，谈话内容常会离题，十分令人费解。有的患者还可以出现某些片段的妄想和幻觉，也有不少患者显得对人冷淡，与人疏远，或情绪不稳定，喜怒无常。另外，有些患者好独自呆坐，或整日游荡，所作所为使人无法理解。一旦发现这些症状，对诊断精神分裂症有很重要的意义。

3. 缺乏自知力是精神分裂症患者的共同特点

患者通常拒不承认自己有病，他们不能识别自己的病态表现，因此对治疗要求不迫切，甚至拒绝治疗。即便极少数患者可能会模模糊糊地意识到自己有病，但是让其作具体分析时，却显得认识肤浅，而且很不完整。

上述几方面是识别早期精神分裂症的要点。然而，有时针对具体患者，情况可能更复杂，尚需由精神科医生诊治，才不至于耽误病情。如果在社区卫生服务机构发现可疑精神分裂症患者，社区医生应建议及时转诊到专科医院由精神科医生进行确诊。

四、治疗与康复

精神分裂症的治疗与康复原则是：

→ 以抗精神病药物治疗为主

→ 开放管理

→ 坚持心理社会综合性的康复措施

初次发病的精神分裂症患者，最好能够尽快到精神病专科医院，接受科学、正规、系统的治疗，以便及早控制病情，为今后的康复奠定基础。

尽管人们对长期使用抗精神病药有些异议，但就大多数精神分裂症患者而言，坚持长期用药仍然是必须的，没有专科医生的同意，就不能盲目减药或停药。药物治疗是当前治疗精神分裂症的首选措施，也是实施其他各种康复手段的重要前提，因此，应予足够的重视。

其他治疗精神分裂症的措施如电休克治疗、精神外科治疗等。都必须在有条件的专科医院中进行，而且其适应范围有限。

开放管理有助于精神分裂症患者与社会保持必要的接触，减少精神衰退。长期把精神分裂症患者关在医院里，或隔离、禁锢、约束起来的做法，都对患者不利。因此，除极少数病例以外，大部分患者在病情基本控制后，都可以在医院外接受进一步治疗和康复。目前社区卫生服务机构的医疗、保健、康复功能日益完善，特别是全科医生大量进入社区，社区医生要基本具备承担精神分裂症患者的监管和照顾的能力。

综合性的康复措施可以帮助患者提高对疾病的认识，指导其正确处理一系列矛盾，改善其社会功能和人际关系，增加自信心，促使病情进一步稳定，巩固疗效，减少复发，最终实现社会康复。有人一度认为精神分裂症有了药物治疗，其他康复措施如工疗、娱疗、心理治疗、行为治疗等都是可有可无的了，事实证明，这种观点是错误的。综合性的康复措施可以与药物治疗相互促进、相辅相成，否则很难达到康复目的。尤其是患者在药物治疗下主要症状得到控制，病情开始好转时，可能遇到许多药物解决不了的问题，如家庭和社会能否接纳他们，疾病会不会复发，工作能力的下降，人际交往的困难等，这些问题不解决，就会严重妨碍患者回归社会，阻碍患者的康复，甚至形成新的精神症状或成为旧病复发的“导火线”。

五、精神分裂症的病程与预后

一般认为，提示预后良好的因素有：①良好病前适应能力；②已婚；③女性；④急性起病和丰富的精神病性症状；⑤情感性症状和有情感性疾病家族史；⑥有明显的诱发因素；⑦居住于低情感表达家庭内；⑧及早治疗，坚持服药。

而提示预后不良的因素有：①男性或起病年龄小；②精神分裂症家族史；③长期未治疗；④CT 或 MRI 有大脑结构异常；⑤儿童期较差的社会功能；⑥儿童期智商低和/或未能接受良好教育。

在疾病发作期和病程早期，尤其是前 5 年，是疾病的活跃期，也是实行干预的关键期，此期干预质量的好坏，将直接影响到患者的长期结局。此期的患者对药物的治疗反应较好，但大多数患者症状易波动，再住院常发生于此期，首次发作后的前 3 年也是疾病容易恶化的时期。

精神分裂症的诊断和药物治疗方案应由专科医生依病人的病情选择药物种类和剂量。

第二节　药物治疗

对社区卫生服务机构来说，社区医生要遵循上级（专科）医院的医嘱，对病人进行随访，若无效则应建议并协助患者转诊到专科医院（只有专科医生可以开处方，调整药物剂量）。以下为治疗精神分裂症的药物原则，供社区医生参考。

一、原则

根据目前认识，精神分裂症药物治疗应采取以下原则：

1. 早期、足量、足疗程的“全病程治疗”

精神分裂症药物治疗应该系统而规范，强调早期、足量、足疗程的“全病程治疗”。一旦确定精神分裂症的诊断，即开始药物治疗。药物应达到治疗剂量，一般急性期治疗为期 2 个月。

2. 小剂量开始

治疗应从低剂量开始，逐渐加量，高剂量时密切注意不良反应，门诊患者用药剂量通常低于住院患者，一般情况下不能突然停药。

3. 维持治疗

第一次发作维持治疗 1～2 年，第二次或多次复发者维持治疗时间应更长一些，甚至是终生服药。维持治疗对于减少复发或再住院具有肯定的作用。维持治疗的剂量应个体化，可在急性治疗期剂量基础上进行调整。儿童或老年人对药物的反应比较敏感，一般应减半服用。

4. 单药应用

针对主要症状选用药物，不管是急性期还是维持治疗，原则上单一用药，作用机制相似的药物原则上不宜合用。对于出现抑郁情绪、兴奋状态、睡眠障碍的患者可酌情选用抗抑郁药、心境稳定剂、镇静催眠药，有锥体外系反应可减药或者合用盐酸苯海索（安坦）。

5. 个性化治疗

不同的药物对心、肝、肾等主要脏器的影响是不一样的。如果患者以前或者正在患有某种躯体疾病，应尽可能详细地告诉医生，以帮助医生选择药物的品种和剂量。

二、药物的选择

根据当今国外包括美国、欧洲、世界精神卫生协会（WPA）治疗规则系统的建议，一般推荐第二代（非典型）抗精神病药物如利培酮、奥氮平、喹硫平作为一线药物选用。第一代（典型）及第二代抗精神病药物的氯氮平作为二线药物使用。根据我国目前实际用药情况调查，典型药物氯丙嗪、奋乃静、氟哌啶醇和舒必利在不少地区仍为治疗精神分裂症首选，可作为首选药物选用。氯氮平在国内应用比较广泛，医生有一定的临床用药经验，但考虑氯氮平诱发不良反应较其他抗精神病药物多见，特别是粒细胞缺乏症及癫痫发作，建议谨慎使用。

对于社区精神分裂症患者的用药，社区医生要遵循上级医院的医嘱，针对患者的主要症状（即“靶症状”）来决定用什么样的基本药物。

下表可以帮助医生在选择药物时参考

药物名称	靶症状	常用治疗剂量（毫克/日）	主要不良反应
氯丙嗪	兴奋躁动、幻觉妄想、各种思维障碍、行为紊乱等，镇静作用强	口服 300～600（肌内注射每次 25～50），60 岁以上老人日剂量应酌减	口干、嗜睡、心动过速、锥体外系反应、直立性低血压、肝肾功能损害等
奋乃静	幻觉妄想、焦虑紧张、思维障碍、淡漠退缩等，镇静作用较氯丙嗪弱，适用于伴发躯体疾病及老年患者	口服 20～40（肌内注射每次 5～10）	与氯丙嗪基本相同，锥体外系反应较常见
氟奋乃静	淡漠退缩、幻觉妄想、思维障碍等	口服 20～40	锥体外系反应较常见，其他较氯丙嗪轻
氟哌啶醇	有明显的抗幻觉妄想作用，能快速控制精神运动性兴奋	口服 10～30（肌内注射每次 5～10）	锥体外系反应，且较严重，其中以静坐不能、运动障碍为主
舒必利	木僵违拗、淡漠退缩、思维障碍等，适用于阴性症状为主的精神分裂症	口服 400～800（肌内注射每次 100～200）	失眠、焦虑、烦躁不安、内分泌改变
三氟拉嗪	有明显的抗幻觉妄想作用，无镇静作用，而可能有一定的兴奋、激活作用，故对行为被动、退缩、情感淡漠等阴性症状有一定疗效	口服 10～40	锥体外系反应较常见，除震颤麻痹外，静坐不能、肌张力障碍也常见

续表

药物名称	靶症状	常用治疗剂量（毫克/日）	主要不良反应
泰尔登	焦虑紧张、忧郁消极、睡眠障碍等	口服 300～600	头晕、嗜睡、无力、低血压
利培酮	能改善患者的阳性症状、阴性症状及情绪障碍	口服 2～4	失眠、焦虑、激越，老年人及心血管疾病、肝肾损伤的患者需谨慎使用
奥氮平	幻觉妄想、思维障碍、情感淡漠、言语贫乏，对于由精神分裂症引起的抑郁、躁狂等情感性障碍有缓解作用	口服 5～20	轻度镇静和嗜睡，体重增加
喹硫平	对精神分裂症的阳性和阴性症状有效	300～750	嗜睡、头晕、体位性低血压
氯氮平	兴奋躁动、幻觉妄想、思维障碍等	口服 150～300	对骨髓造血功能抑制，可引起白细胞减少、粒细胞减少等

三、给药的方法和剂量、疗程的掌握

首次给药剂量应视患者的具体情况确定，一般第一天的给药剂量不超过常用有效治疗剂量的 1/3，例如，使用氯丙嗪治疗精神分裂症时，其有效治疗剂量通常为 300～600 毫克/天，第一天给药则每次 50～100 毫克，早、晚各一次。假如患者体弱、年迈、有躯体疾病或对氯丙嗪特别敏感，首次给药剂量应该更小，或者改用其他不良反应与不良反应较小的药物。

由于首次给药剂量与有效治疗剂量之间常有一定的距离，故需逐步递增药量。其方法为：通常每3～4天增加一次药量，分3～4个阶段增至有效治疗剂量。在增量的过程中，要密切观察患者的反应，如出现过度镇静（如嗜睡）、体位性低血压或明显的不适感，应暂缓增量，待不良反应消失后再考虑增量。

在药物递增过程中，应该根据患者的反应来确定是否达到有效治疗量。由于存在个体差异，不能完全按照药物说明书上规定的治疗剂量，给药中，患者若出现睡眠明显改善，轻微的手指震颤，或情绪趋于稳定，往往是已经达到有效治疗剂量的参考依据，此时可以不必再增加药量，保持该剂量治疗2～3周或更长时间后，即可见到疗效。

在临床工作中，没有固定的疗程时间，但大多数患者，通常一个疗程需要3～6个月，有的需要更长时间。

维持治疗的时间，一般认为第一次发作（初发）后，用药物维持治疗2年。如果患者为第二次发病（即第一次复发），维持治疗时间应不少于3年，如果患者为第二次复发，则不宜轻易停药。

四、换药的方法和剂量、疗程的掌握

用药过程中，若遇到患者出现严重不良反应，或在足够的治疗剂量持续使用6～8周以上而患者的病情仍无明显改善时，可考虑更换其他药物治疗。更换药物的方法是：在1～2周内分次递减原来的药物，一般3～4天减一次药量，3～4个阶段后全部停用原来药物，并在减药的同时，另选一种针对性强的有效药物，分阶段逐渐增量，以替代原来的药物。更换药物时应注意：一是看原来的药物剂量是否用足，疗程是否够长；二是强调换药要慎重，不可过于频繁。假如因特殊情况需立即停用原来使用的药物，而不能按常规分阶段递减时（如过敏反应、急性白细胞减少等），应换用经慎重选择的、较为安全的药物，此时递增新药的速度可略快（1周内），以防病情反跳。

五、药物常见不良反应及其处理

服用抗精神病药物有时会出现一些药物反应，能否正确处理这些反应，是保证患者继续服药的重要前提，几种常见的药物反应及其处理方法如下：

1. 锥体外系反应

表现为肢体僵直、动作减少、震颤、坐立不安、流口水、吞咽困难、颈部强直、眼球上翻等。通常加服安坦（盐酸苯海索），每次1～2片，每天2次，即可解除症状，严重者应请专科医生处理。

2. 乏力、贪睡

少数患者服药后全身无力，睡眠过多，甚至每天睡十几个小时仍感到睡不醒。这是药物的过度镇静作用所致，应在医生的指导下适当调整药量，或改用其他药物。

3. 内分泌失调

有的患者可出现肥胖、月经失调、阳痿、乳汁分泌等，一般减药后即会消失，不会造成严重后果，但须向患者说明，消除其思想顾虑。

4. 心悸、口干、便秘等

通常这些不良反应不严重，无需特殊处理。若心跳过快（100 次/分以上），也可服用普萘洛尔（心得安），每次 1 片，每天 3 次；便秘者可服用果导，每晚 2 片，并且注意多吃水果。

通过医生的帮助，精神分裂症的药物不良反应都是能够消除的。

第三节 心理康复

心理康复是一项专业性、技术性很强的工作，然而，社区精防工作应从实际考虑，不能把它看得过于高深莫测。精神分裂症患者的社区心理康复工作可以定位于消除来自患者自身或者外界的各种消极因素，使患者处于积极的情绪状态和参与状态，从而达到控制精神病态，修复精神功能，适应生活环境和社会环境，最终回归社会的目的。

一、心理康复原则

社区心理康复的做法有别于临床心理治疗。后者需要有丰富的心理学专业理论知识和特殊的技能，如精神分析治疗、认知治疗等，非专业技术人员很难掌握。社区医生对精神患者实施的心理康复措施，应该贯穿于与患者接触的每一环节，操作中要把握以下原则：

1. 充分尊重患者，与他们建立平等、和睦、协作的关系，给患者以感情上的支持，取得他们的信任与配合。

2. 在充分了解患者的病情，注意其病态心理的同时，更要注意揭示患者自身的积极因素，并尽可能地采取措施加以增强和扩展。

如当患者开始意识到自己有病时，应向其反复说明心理障碍是可以治好的，鼓励患者诉说自己的各种误解和担心，并给以有说服力的解释和有力的保证，使患者逐渐理解自己的疾病性质，树立战胜疾病的信心。

3. 了解患者与其家庭、社会相处中存在的问题，对他们失去平衡的状态做客观的分析，并给予正确的指导，设法使之恢复正常。

如对患者可能存在的不良生活习惯、与人沟通的困难、不切实际的要求等，社区医生可以给患者提供针对这些问题的正确信息，引导他们认识自己的缺陷，再采用劝告、指点、传授、建议等方法，帮助他们修正和改进自己的观点与做法，并建立新的心理习惯和社会习惯，使他们重新融入家庭、融入社会。

4. 注意引导患者积极介入心理康复的全过程，而不是让他们被动地接受服务。

在实施康复措施时，药物治疗是必不可少的，但是最常见的是患者对药物治疗的抗拒心理，这个问题处理不当，就可能导致医患关系的恶化，使患者乃至其家属对药物治疗产生误解和疑虑，甚至由此而拒药、停药，造成整个治疗的失败。因此，社区医生必须从开始就给予足够的重视，并想法使患者及其家属了解用药的原理和重要性，不断强化他们对药物治疗的认识，争取他们主动配合。

二、心理康复的方法

1. 支持性心理治疗

支持性心理治疗是心理治疗的基本技术，是运用心理治疗的基本原理帮助患者克服情感障碍或心理挫折的治疗方法，适用于各类患者，具有支持和加强患者防御功能的特点，能使患者增加安全感，减少焦虑和不安。支持性心理治疗的方法有解释、安慰、鼓励和保证，其中以解释最为重要。应根据患者的具体情况进行必要的解释，解除顾虑，树立战胜疾病的信心。发现患者对自己的健康和前途疑虑不安时，应以事实为根据向患者作出保证，帮助患者振作精神。

使用支持性心理治疗时应注意鼓励、调动患者自身的动力。患者的依赖证明治疗关系的建立得稳固。进一步使用心理治疗技术促使患者成长，消退依赖。解释时语言应通俗易懂，避免患者发生曲解和误会，解释时应避免与患者争执，不能强迫患者接受自己的意见，允许患者思想反复；做出保证时，既要坚定有力，以事实为依据，又不能轻易许诺。否则当保证不能兑现时，会破坏患者对医护人员的信心，影响心理治疗的效果。

2. 认知疗法

认知疗法认为：不良精神刺激不会直接导致情绪反应，必须要有认知过程及结论（信念）与态度参与。不同的结论与态度会产生不同性质及程度的情绪反应。临床上许多情绪障碍的发生，都与患者存在不良认知和相应的认知结论与态度有关，如果改变这些结论和态度，就会使情绪障碍得到改变。认知疗法还认为，某些行为障碍或行为适应不良的发生，是缺乏知识及经验，不能取得正确认知的结果。如果提高认知水平或纠正错误观点和观念，就能提高行为适应能力和消除行为障碍。

认知疗法适用于精神分裂症恢复期的患者。恢复期的精神分裂症患者，普遍存在认知问题。如对疾病缺乏完整认识导致的不良认知；有来自心理社会因素所致的其他不良认知；或者存在性格缺陷和人生观、不良价值观所致的不良认知。这会影响他们从健康角度把握自己、照顾自己、预防复发的能力，对其将来的生活发展与人生成功带来危害。因此有不良认知的恢复期患者，可采用认知疗法进行心理治疗，改善患者的不良认知和提高其认知水平。认知疗法的方式较多，有贝克的认知疗法、埃里斯的合理情绪疗法等。

3. 行为治疗

行为治疗是根据学习心理学和实验心理学的理论和原理对个体进行反复训练，以达到矫正适应不良行为的一种心理治疗。行为主义理论认为，任何适应性和非适应性的行为，都是通过学习形成的，也可以通过学习来增强和消除。

行为治疗的种类繁多，但其治疗的原则和程序大致相同。常用的原则和方法有：

（1）强化原则：以强化物作为能够增减预期行为出现频率的刺激物。在设计强化训练时应考虑患者问题的严重程度、条件强化学习时间的长短、患者的年龄等因素。

（2）行为塑造法：是运用强化的方法，将达到终点行为的训练过程分成若干步骤，逐步塑造，最终完成终点行为。

（3）生物反馈疗法：主要用于治疗一些与紧张情绪有关的精神障碍。其主要原理是，人的紧张与焦虑情绪和肌肉放松是两个相互对抗的过程。通过生物反馈仪将肌肉放松后的生理变化通过声光的形式反馈给患者，从而使患者学会对自身肌肉进行有效放松的技术，达到矫正精神障碍的目的。

（4）森田疗法：主要用于治疗各种神经症。森田疗法最基本的治疗原则是顺应自然。人的情感活动有其自身的规律，即发生、发展达到高峰，以后逐渐消失。根据这一规律，对恐怖、焦虑等情感体验顺应其活动规律，让其自然消失。而如果主观地去压抑、回避这类情感，只能使这类情感得到强化并出现预期的恐怖。

一些心理与行为治疗技术可用于缓解患者的精神症状。认知行为治疗（CBT），包括个人和集体治疗，越来越多地用于缓解精神症状。CBT 的原则可以总结为：①确认和评估靶症状和靶行为；②检查这些靶症状和靶行为发生的前因后果；③与患者一起形成一个针对靶症状和靶行为的更适合的解释模式；④评估靶症状和靶行为的改变。

CBT 常应用于有以下特征的患者：

→ 妄想

治疗时，某人的妄想受到了小组其他成员的挑战。鼓励患者面对疾病而不是躲在精神症状的体验之中。患者之间通过认同和交换对阳性和阴性症状有效的应付对策。有时尚需对患者进行焦虑处理技术的教育（如放松训练）。

→ 认知功能缺陷

认知干预直接针对患者的信念，这些信念所带来的痛苦形成这些信念的证据，然后和患者一道，用一种合作的态度，委婉而可供选择的语态进行考虑。疾病的表现，如何消除耻辱感，如何与患者打交道。

→社会干预

社交技能训练对精神分裂症患者的行为、自我感知和社交焦虑、减少住院时间、降低复发率等方面有正性的作用。社交技能训练可使用许多技术，包括录像带、模型、角色扮演、阳性强化和家庭作业。对于病情稳定的门诊患者，亦可应用小组的形式来操作。

三、心理康复的程序

心理康复程序的核心是要确定这次心理康复的目标，通过了解与分析，从患者的大量心理需求中选择最主要的、最关键的需要作为要解决的问题，然后确定最佳干预手段，其程序如下：

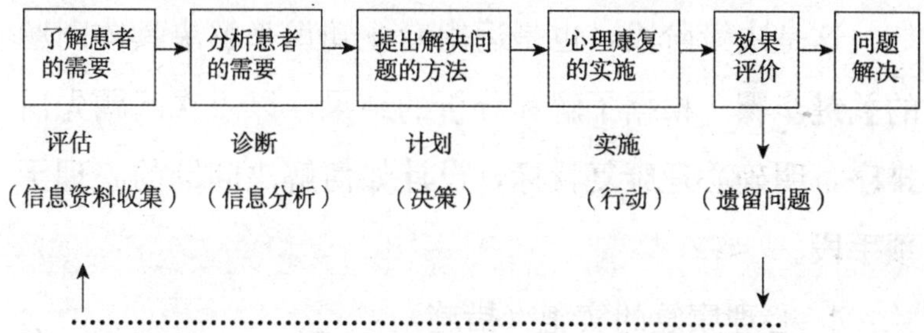

1. 了解患者的需要（评估）

这是问题解决的首要环节。一般通过观察、晤谈、测验、调查等手段，收集有关患者各种需要的信息，即心理康复评估。当患者的某些需要得不到满足，有时会通过心理反应来表达，如发脾气、生闷气等，这些反应也会影响患者的病情。因此，要善于捕捉、及时发现、正确判断这些信息。

2. 分析患者的需要（诊断）

不同患者在不同时期都会有各种各样的不同需要，对这些需要进行归纳分析，方能较好地解决问题，即心理康复诊断。例如：有的患者爱清洁，怕在医院里受到交叉感染而产生生物学上的安全需要；有的患者对医疗环境感到陌生甚至惧怕而产生心理上的安全需要。这些都需要在深入的交往中分析其内在原因。

3. 提出问题的解决方法（计划）

这是决策阶段，也是运用专业知识来解决具体问题的关键步骤。根据了解和分析的结果，以主次问题先后排序，明确心理康复目标，设计如何解决问题的心理干预手段。

4. 心理康复的实施（措施）

这是行动阶段（即贯彻执行计划中的各种方案和心理干预措施），也是“问题—解决”的手段付诸实践的过程。这个阶段也关系到护理目标的实现。除了决策的正确性之外，心理康复的技巧在这里起决定作用。此阶段应做好记录，作为下阶段的依据。

5. 心理康复的效果评价

即检查心理康复效果和计划执行情况。在这个阶段就是对照分析患者对心理康复的反映，看心理康复的目标是否实现，如果没有实现，既要分析原因，是哪一个环节发生了问题。是了解不全面？还是分析不正确？是决策的问题？还是行动上的不足？然后，根据评价来提出下阶段的新要求。

心理康复虽然可以分解为这样的 5 个步骤，但它们是作为一个整体并动态地进行的。

第四节　家庭康复指导

一、改善家庭态度和行为

1. 尽快就医

当您意识到自己的家人出现了精神病征兆的时候，您会感到震惊、害怕和担心，极力去拒绝接受这一现实。但是，当这种征兆表现得非常明确的时候，您又会感到无可奈何和不知所措。最后，在万不得已的情况下，您还是要同精神病院——这个对您来说既神秘、又恐怖的地方打交道。这里需要提醒您的是，尽量缩短从发现病情到就诊的时间，您应该打消任何顾虑和担心，从一怀疑某个家人有精神上的问题，就立刻到医院来咨询。单独来咨询，对您不会有任何损失，如果医生说这种情况不是精神病，那么皆大欢喜；反之，则应马上开始治疗。这就是我们常说的“早发现、早治疗”。缩短从发现到治疗的时间，对疾病的结局影响很大。

2. 接受现实，稳定情绪

当您的家人被确诊为某种精神疾病之后，您便增添了一个新的角色——精神病患者家属。如何当好这个新的角色？这对您来说，是一个严峻的考验。

您也许会整天担惊受怕：家里有个精神病患者，是否会有不可预测的事情发生？如果别人知道了这件事情，会怎么看？这是您以前不曾想、也不愿想到的。患者的工作、学习怎么安排？是否需要编一个理由为他请假？患者看病的费用到哪里去报销？一大堆的事情需要您去考虑、去处理。这一突如其来的事件确实给您造成了巨大的心理压力，您还要忙于带患者看病，督促他服药，照顾他生活，还要到您或者他的单位去办理各种手续……常常听家属抱怨：“家里有个精神病患者，我都快得精神病了。”

此时，您最需要的就是尽快接受现实，稳定住自己的情绪，有条不紊地处理这些事情。这对于您本人和患者来说，都是非常重要的。您可能会反思，到底是什么原因使他得了精神病？他受了什么刺激？但是，不要对这个问题过于冥思苦想，因为精神病的病因至今还不清楚，很多患者是在没有受到任何刺激的情况下发病的。

3. 了解精神病的知识

您需要了解什么是精神病，精神病发生、发展的规律，各类精神病的主要症状，各种治疗药物的特点和不良反应，家庭护理的注意事项，以及治愈之后如何防复发、如何进行心理、社会康复等知识。这些知识对您至关重要，有了它，您就可以心中有数、临危不乱，知道如何有的放矢地观察病情、安排患者的生活，知道在特殊情况下如何处理等。

4. 习惯于同精神病患者打交道

您的家人患病之后，您们之间的关系在以前的基础上，又增加了一层患者同家属的关系。家庭成员或与患者接触密切的其他人的反应态度可能影响患者的病程、疾病的复发及复发时间。“高情感表达”影响患者的服药依从性。这种情绪大致可概括为以下三种情况：①批评责备态度：经常对患者表现出不喜欢的陈述或言语；憎恨、厌烦、责备的表情伴随一些负性的语调语气；

②敌意：经常对患者抱有一种不友好、拒绝、敌对的态度；③情绪过度包涵（介入）：对患者过度保护、过度关切，以自我牺牲的态度对待患者。如何处理好这种关系，将直接影响疾病的结局。您有时候需要做护士，去关心、照料患者的生活；有时候需要代表医生，向患者讲解各种药物的作用，督促他按照医嘱服药；有时要把患者当作朋友，诚恳地交换意见、讨论问题；有时又要摆出长者之尊，来迫使患者去完成那些他不愿意做、却必须要做的事情，比如定时休息、生活自理、门诊复查、按时按量服药等。

同精神病患者打交道，需要很多技巧：

讲话要缓慢、平和、内容明确，如果要向他提出问题，或者吩咐他做事，每次只能说一件事。一下子说好几件事，就会使他无所适从。

讲话的态度要专注而亲切，即使他看来注意力分散，也不要忽视他。

经常用语言和行动来表现你对他的关爱，有时也可以谈谈对童年生活的回忆，或许可以创造一个比较愉快的气氛。

不论他在生活和工作中有了多么微小的进步，都要充分地加以鼓励，籍此重建患者的自尊，尽量避免抱怨和责备。

对于患者明显脱离现实的想法，不要试图去说服他，更不要同他争辩或嘲笑他，这样做不仅于事无补，反而会招来麻烦。培养患者更多的兴趣和爱好，适当地为患者提供社交的机会，并鼓励他表达自己的喜怒哀乐。

在同患者充分协商的基础上，为患者制定一个生活日程表。

总之，由于精神病本身的特殊性，对精神病患者家属也提出了很高的要求。可以说，家属努力促进患者康复的过程，也就是家属提高自身素质的过程。精神病是一种长期性的疾病，家属需要逐步适应自己的新角色，也应该有打“持久战”的心理准备。

二、保障患者的安全

家属对精神分裂症患者应该从以下几个方面做好安全护理：

1. 患者居住的环境中不能有危险物品

根据患者病情，尤其在患者病情不稳定特别是有攻击倾向时，危险物品应放置在患者不易取得的地方。在患者房间里不能有刀、剪、利器等危险品，患者的皮带应由家属保管，患者的洗脸毛巾尽量使用短的毛巾或方巾。每周对患者的房间进行一次安全检查。家属要将危险品收藏好，不让患者轻易拿到，防止发生意外。

2. 保管好治疗精神病药物

从医院取回的药物应由家属保管，每次服药后应检查患者是否服下，防止患者藏药后积攒到一起，一次性吞服，以达到自杀目的。

3. 注意观察病情变化

家属应密切注意患者的病情变化，一旦发现患者有反常现象，要关心和安慰患者，稳定患者情绪，限制患者的活动范围。如果患者的妄想涉及到周围亲朋好友，则他们应尽量避免与患者接触，防止受到患者伤害。

4. 关心爱护患者

家属应以最大的同情心理解、关心、爱护患者，与患者建立友好的关系，经常与患者沟通，及时掌握患者的思想动态，并采取相应措施，把患者的危险行为消灭在萌芽状态。

三、帮助患者服药，提高服药依从性

指导家属与患者正确服用药物，这是患者获得康复的基础。社区对患者的访视，主要任务之一就是及时指导家属与患者合理服用药物。精神分裂症患者经过住院治疗病情稳定后出院，并不意味着患者已治愈。大多数患者仍须靠药物维持。

1. 药物的保管：家属应妥善保管好药品，防止潮解失效并注意有效期，且药品不能全部交给患者，以防其一次性吞服，造成不良后果。

2. 每次服药前由家属按医嘱准备好药物，注意核对药名、规格、剂量，然后看患者当面服下。以防因药量不足达不到效果，切不可随意停药或换药，以保证患者的有效治疗和康复。

3. 患者拒绝服药，这是所有精神病治疗中最普遍，也是最令人头痛的事。对此，首先要了解患者拒服药的原因。有的患者是由于服药以后出现了不良反应，身体不舒服，影响了学习和工作。对这样的患者，一方面要耐心地劝说，摆事实讲道理，另一方面要请医生酌情调整药物的剂量或品种，以减轻不良反应。有的患者对长期服药嫌麻烦，对病情复发的严重后果认识不足，存在侥幸心理，对这样的患者更要反复强调再犯病的危害，有时可以用住院来吓唬一下患者。还有的患者是因为病还没好，缺乏自知力，甚至就是在幻觉妄想的支配下不吃药。这种情况最不好办，因为患者不接受任何劝说。此时只好连哄带骗，或者拿出家长的威严来迫使患者服药。有一种方法叫做“暗服药”，家属可以将药物研成粉末混合在食物中让患者吃下，待患者合作后，再改为公开服药，服后检查口腔，确保服药下肚，否则达不到治疗目的。对不合作或有藏药行为的患者，服药后不能让患者立刻离开监护人的视线，防止患者把药扔掉或压在舌下又吐出。对于藏药行为特别严重的患者，可以在患者饭吃了一半后让其服药，然后将剩下的饭吃完，一般患者很难再将药藏在口腔。

4. 家属要随时观察患者服药后的效果、有无不良反应，一旦发现及时与医生联系或直接到医院复诊。注意观察患者以下情况，并将患者的这些情况记录下来，复诊时告诉医生，便于医生及时调整药物，合理用药。

（1）睡眠：大多数抗精神病药具有镇静作用（特别是氯氮平、氯丙嗪等），患者服药后的睡眠情况如何？睡眠是否增多？每天的睡眠时间？白天、晚上各睡几个小时？白天精力如何？有的药物可能引起失眠（如舒必利、三氟拉嗪），一般是早、午服用，晚上不用。患者服用这些药物时是否失眠？是入睡困难，还是早醒？

（2）饮食：患者是否食欲减退、恶心、呕吐？这种不良反应可能是药物对胃肠道的直接刺激，也可能是药物对肝脏的损害所致，因此要每月化验一次肝功能。

（3）大便：患者几天排一次大便？同服药前的排便

规律有何不同？大便是否干燥？药物可能会引起患者便秘，特别对于老年患者，用力排便会加重心脏负担，对于便秘需要及时处理。

（4）小便：患者服药后有无排尿困难、尿不尽感？如果患者有尿意，却不能排尿，就要请医生处理。

（5）脉搏：患者是否经常感到心慌、胸闷？如果在安静时脉搏也在 100 次/分以上，就叫做“心动过速”，需要口服降低心率的药物。一般每月要查一次心电图。另外，患者在突然坐起或突然站立时，是否感到头晕、眼前发黑（体位性低血压）？请注意防止患者摔伤。

（6）口水：患者是否经常感到口渴，总想喝水？多数药物都会导致口干。但是氯氮平可导致口水增多。

（7）锥体外系症状：患者有无手抖，特别是吃饭手握筷子或写字手握钢笔时。站立时有无双腿发颤？是否发作过斜颈、双眼上翻？有无坐立不安？有无面部、四肢的不自主运动（迟发性运动障碍）？

（8）情绪：患者有无莫名的情绪低落？是否烦躁易怒？

（9）性功能：患者的性功能（性生活的间隔和持续时间）有何变化？是亢进或减退？女性患者的月经是否规律？

(10) 体重和皮肤：体重增加或减轻？皮肤有无皮疹？色素沉着？特别是暴露部位的皮肤，颜色有何变化？氯丙嗪可引起皮肤色素沉着，这一点对年轻的女患者尤为重要。

(11) 患者在服药期间，有不明原因地发烧，应当化验血常规，看看白细胞有无下降？有些药物如氯氮平会引起粒细胞下降，甚至造成死亡。因此，家属对于医生要求定期检测血常规、检查肝功能等出院医嘱，切不可随意改变。

四、对患者的日常生活护理

1. 生活照顾

→ 饮食方面：饮食好坏不仅直接影响健康，而且也关系到患者治疗的实施。要做到生活有规律，定时进餐，保证足够的营养和热量，既要防止进食不足，又要防止吃得太多，即所谓“贪食”，因为有些抗精神病药物会引起患者食欲增强。

→ 睡眠方面：精神病患者的睡眠与病情有密切关系。首先要为患者创造良好的睡眠环境，安静，避免强光及噪声；合理安排休息时间，白天尽量参加一些力所能及的劳动，午休时间不要太长；睡前禁浓茶、咖啡及各种刺激性的食物，不要看恐怖的小说、电视等。每晚不少于8～10小时睡眠。

2．心理支持

→正确对待：要正确做好心理支持，首先要正确认识精神疾病和躯体疾病一样是客观存在的，不要把患精神病当成是一种耻辱，是一件丢脸的事情，背上思想包袱，不敢去看医生而求助于神佛，失去早期治疗的机会。

→心理安慰：精神病患者的家属不能嫌弃患者，与患者接触时态度要和蔼，以关怀的口吻与患者交谈，不要与患者争执，不要当患者的面过多地谈论其病情。病情稳定无攻击行为的患者最好与家人住在一起，不要独居或关锁，因为独居或关锁只能增加患者的精神压力，易使患者产生猜疑或嫉妒，甚至被害妄想，产生攻击行为或离家出走。与家人保持接触，既有利于病情观察，也有利于缓和病情。

→避免诱因：对有明显诱因的患者要避免诱发因素的再刺激，家庭成员多给精神病患者以温暖，做好邻居、朋友的解释工作，得到他们的理解同情，尽可能帮助患者解决生活、工作上的一些实际困难，解除其后顾之忧；分析患者在社会接触中存在的问题，重建社交能力，稳定其情绪，可减轻社会因素引起的各种精神压力，减少复发的诱因，有利于社会康复。而疏远或敌对则是对患者的劣性刺激。

3. 鼓励参与

监护人要鼓励患者多参与活动，如家务劳动、亲友往来和文体活动，工作能力尚存者单位尽量让其参加工作，这些活动都能促进患者精神康复，使其逐步接近常人；过分照顾或对患者置之不理来帮助患者恢复自知力，只能挫伤其自尊心，反而不利于康复。

五、帮助患者恢复自知力

在疾病恢复过程中，多数患者是精神症状消失在前，自知力恢复在后，有些患者长时间不承认自己以前的奇怪想法是病态，也不认为那些想法的消失是服药治疗的结果。对于这样的患者，在继续药物治疗的同时，要多与患者交谈，帮助他分析症状，促进其自知力的恢复。

与患者谈话需要一定的技巧。首先，要主动涉及症状，不要怕刺激患者。回避只能麻痹一时。患者对以前的想法虽然不提了，但是如果他对此没有正确的认识，缺乏分辨能力，这就将成为他再次犯病的隐患。很多复发的患者，症状同前一次发病时的想法如出一辙，其主要原因就在于自知力一直没有完全恢复。

其次，谈话时语气要平等。以商量、讨论的方式同患者交换看法，避免说教。要让患者感到家属是站在患者的立场上真心帮助他，而不是在逼他承认自己有精神病。谈话时，多用“我觉得……”，少用“你应该……”。家属表达完自己的意见之后，应尽量以问句结束，如“你觉得呢?”“我说的有道理吗?”这种谈话方法容易让患者接受，并且可以引导患者谈出自己的看法。

第三，谈话要自然，要以现实生活中的事情为素材。对于有被害妄想、总觉得别人的言行是在伤害自己的患者，家属可以就电视剧中的情节，或者把自己工作中发生的事情讲给患者听，同患者一起探讨如何看待别人对自己的态度，如何处理人际关系等。帮助患者认识疾病的过程，实际上也是促进患者人格成熟的过程，精神病患者本来就具有不同程度的人格缺陷。

第四，掌握说话的分寸。家属在同患者一起分析症状时，要时刻注意患者的反应。患者愿意听，则讲；患者不耐烦了，就不讲，或换个时间再讲，要适可而止。应该通过这样的谈话，增进交流，加深感情，不能因此而使关系疏远、甚至对立，那样还不如不谈。精神病的治疗是药物为主、谈话为辅，如果患者对家属的劝说坚决抵制，这正说明他的病情还比较严重，只好继续等待药物的疗效。如果因为一次谈话，患者和家属的关系搞僵了，不仅长时间难以恢复，还会影响到患者对服药的依从性，那样，就得不偿失了。

第五，对患者的每一个症状都要充分分析。自知力的恢复一定要全面、彻底，这就要求家属要准确地掌握患者的全部症状，逐一询问，逐一帮助患者分析。这的确非常复杂和艰巨，但是如果家属耐心、仔细，坚持做到，必定会得到回报。

六、家庭康复训练

精神分裂症患者在临床阳性症状基本消除后，多残留意志缺乏、行为退缩，造成他们的生活、工作能力和社会适应能力下降。因此回归社会前社区护士要指导患者进行家庭生活技能训练，制定康复技能训练计划，引导患者适应环境，培养良好的生活习惯，督促遵守，搞好日常生活卫生料理，保持衣饰床铺整洁，料理家务，使他们成为家里的主人，这样既调动了患者的主观能动性，又解除了患者的思想顾虑，为回归社会打好基础。具体内容见下表。

家庭康复技能训练表

内　容	单位
1. 洗脸、洗脚、刷牙、整理床铺	2次/天
2. 扫地、擦地、轻微家务劳动	1次/天
3. 剪指（趾）甲、洗澡	1次/周
4. 理发	1次/周
5. 散步、看电视、听音乐	1次/天
6. 文体活动如象棋、扑克、羽毛球及健身器材等	1次/天

七、预防复发

精神分裂症中精神症状的复发是常见的，有82%的患者在5年内有复发。复发并不一定会使所有的精神病患者恶化，甚至有的患者经过一段相当长的时间后其病情还有所改善。但多数患者，每复发一次，病情将进一步恶化，对治疗反应差，因此，应尽量减少复发的次数。总体来讲，随时间发展，阳性症状日益不明显，而阴性症状日益突出，而不需要再住院者只占10%～40%。患者及其家属可能害怕没有先兆就会出现复发。而他们在什么是复发、什么是患者正常人格的一部分或什么是对生活事件的一种正常反应等问题上的看法有所不同。这些看法上的不一致可能导致严重的家庭矛盾。因此，提供这方面的知识，有利于患者的康复。复发的定义是要出现三个关键症状：幻觉、不寻常的思维内容和概念瓦解。这个定义中，要求患者原有的这三个症状已被控制到轻度或较低程度，但随后至少有一个症状迅速发展到重度或非常严重。

1. 复发的模式

有几个模式能解释复发，但总的来说，应激易感模式可能最有助于理解复发。在这一模式中，当触发事件（可以是内部的或外界的）挑战患者的应对能力时，就可以引起复发。

在分析复发时要考虑的因素包括：

→ 复发前的功能水平

→ 复发前、中、后出现的新症状或行为模式

→ 复发前或复发后接受的治疗类型，以及治疗效果

→ 复发时出现的症状和异常行为的定性说明

2. 复发的先兆

由患者本人和/或一个与患者关系密切的人监测疾病复发的早期“预警症状”，有可能阻止疾病复发的进一步加重。每一个患者都有其自己特定的复发早期预警

症状或复发先兆，复发往往不是突然发生的，一般会有一些早期症状，细心的家属能观察到这些变化，常见的复发先兆有：

→ 自知力动摇　自知力恢复是病情好转的标志之一，同样，自知力动摇也是复发的重要先兆。原先能自觉服药的患者，一旦又不承认自己有病，甚至拒绝服药，就要高度警惕疾病复发。

→ 睡眠障碍　睡眠是精神病的“晴雨表”，病情缓解时，患者睡眠一般都好，倘若无故出现睡不好觉，或白天也过多地卧床不起，就需注意复发的可能。

→ 生活能力减退　患者的个人生活能力突然发生变化，如患者变得生活懒散，不讲个人卫生，也有的患者变得过度讲究，终日忙碌着打扮自己。

→ 工作或学习效率下降　工作能力下降，纪律松散，不负责任，或者工作、学习时心不在焉，注意力很难集中，成绩和效率也大不如前。

→ 社会适应障碍　患者情绪改变，有易激惹、情绪波动大或者淡漠；性格改变有孤僻、不愿社交，或急躁冲动、蛮不讲理，或敏感多疑、心神不宁；有的患者可能变得多话，对人过于热情。

→ 躯体不适　自主神经功能症状如头疼、头昏、无力、心慌、食欲不佳，但这些主诉常常变幻不定、模糊不清。

→ 出现原来发病时的异常表现　原精神症状再现，但表现往往是片断性的，不像发病期那样典型、固定。

一旦出现以上某种情况，家属要及时与社区大夫联系，给予必要的药物和心理干预，如加大药物剂量和应用辅助药物等，把复发控制在萌芽阶段。

3. 制定预防复发的处理计划

一般认为，做好以下几点，对预防疾病复发有重要意义：①坚持服药；②识别复发早期的“预警症状”而及时予以相应处理；③正确处理社会心理应激因素；④有效和便利的求助策略；⑤保持良好的社会角色；⑥避免使用非法药物。

探究精神疾病第一次发病前的前驱症状，有助于患者和家人发现复发的早期预警征象。为患者定下一个特征性的复发标记是可能的。持续监测精神状态是发现复发的一个重要部分。社区医生应当掌握早期预警征象的知识，提出处理这些征象的合理方法。下表是为一名精神分裂症患者制定的一个计划，列出了复发标记中首先出现的、中间出现的和晚期出现的征象，以及出现征象后该怎么办。强调需要经常看一下计划，以便能迅速识别是否开始出现变化，尽快采取行动预防复发。

预防复发的训练

复发标记	防复发训练
首先出现的征象	
1. 担心人际关系	1. 与社区医生联系，讨论自己的担心
2. 感到嫉妒	2. 用思想日记使自己的思维变得合理
3. 变得多疑	3. 花时间放松自己
4. 没有正规服药	4. 避免承担太多事务
5. 试图做很多事情来转移烦恼	
中间出现的征象	
1. 感到恐惧和焦虑	1. 拜访朋友和社区医生
2. 觉得人们都和自己作对	2. 利用这一点作为检测信念的机会
3. 不离开房子	
4. 变得重复和健忘	
晚期出现的征象	
1. 感到日益恐惧	1. 立即与社区医生联系
2. 自我孤立	2. 增加药物
3. 睡眠困难	
4. 感到困惑	
5. 听到声音	
6. 有怪异的想法	
7. 日常工作中有问题	

八、降低自杀风险

了解自杀的高危因素亦有利于自杀行为的预防，通常认为，以下因素为自杀的高危因素：①严重的精神疾患；②有自杀观念或自杀企图史；③有抑郁、绝望情绪；④病前工作能力强，智商高；⑤男性；⑥自尊心过强、有酒与药物滥用史、有自杀家族史。

通过以上分析，才有可能了解患者自杀行为的真正动机。自杀行为的核心问题是缺乏自信和绝望感。医生、家庭成员和与患者关系密切的人应采用现实而乐观的方式给他们提供强有力支持和护理（介绍成功的角色、减少不良的环境刺激，提供合适的情感表达机会），鼓励患者在遭遇应激因素时表达他们的需要，增强他们的信心，促进患者对可能产生的继发病态（感到无用和自责、心境恶劣、创伤后应激障碍、抑郁与焦虑）的认识，鼓励他们采取积极的态度应付这些问题，探索另外一种解决问题的途径，而不是采取自杀行为。

九、患者发生意外时的对策

精神病患者的精神症状或抗精神病药物治疗，会发生自伤、伤人、噎食（一般是药物不良反应所致，非精神失常的后果）等意外的可能，一旦发生意外，家属除应拨打“120”医疗急救电话或者立即请附近社区卫生服务机构的人员抢救以外，也应先行及时处置。

1. 外伤出血

如患者发生割腕，或用利器自伤肢体造成外伤出血，应立即对其进行包扎止血。如果出血严重，应该加压包扎或用布带扎紧，然后立即送医院。

2. 服毒

患者的服毒方式以大量吞服抗精神病药物最为常见，一旦发生，要尽快设法使患者呕吐（如用毛笔刺激咽部）。催吐无效，马上送医院洗胃和抢救。

3. 噎食

有时患者可能发生吞咽困难并造成噎食窒息，发现后应立即用手从患者口中抠出食物，并让患者身体前倾，把头低下，用手拍击患者背部，协助患者吐出食物。若患者已经出现严重窒息或上述措施无效，应立即送往医院。

4. 暴力行为

如果患者正在发生暴力行为，或者手执伤人物品，别人切不可以单独靠近。此时可以由一名家属对其进行劝说，分散其注意力，由另外2～3名体力较好的人从其背后、侧面，以极其迅速的动作冲上去夺下患者手中之物，将其制服；或者用棉被作为盾牌，扑上去盖住患者。制服患者时，可用宽布带将其四肢固定，或束缚到床上，然后再采取下一步措施。

第五节 社区其他康复措施

一、社会技能训练

社会技能训练指用训练的方法和学习的原则帮助患者学会社会人际交往和社会生活的技能，并广泛应用和持续保留。一个人在社会上生活除了需要工作和职业技能以外，还需要其他方面的各种各样的能力，如人际交往、生活安排等。对于精神病患者来讲，由于疾病的影响，他们的许多社会生活技能存在着一定的问题，需要通过康复训练加以修复或重建，其中包括：①用药；②休闲娱乐；③个人仪表和卫生；④钱财管理；⑤良好的会谈；⑥使用交通工具；⑦待客与约会；⑧准备食品；⑨保持生活环境整洁；⑩外出购物与遵守社会规范等。这些内容应该列入训练的计划。

在训练过程中，主要应训练患者如何正确表达自己的感受，学习在不同场合的社交礼节，鼓励患者通过语言、书信等方式表达自己的愿望，并与家庭成员保持情感的联系。灵活采用矫正、情景模仿、示范指导、作业练习等多种措施，长期坚持，就能收到理想的效果。

具体训练包括以下步骤：

1. 训练前的评估　即对患者的社会生活能力加以评估。

2. 制定训练目标　可与患者或其家属共同商讨。

3. 训练操作　行为矫正、情景模仿、示范指导、作业练习等做法。

4. 实际运用　设置问题让患者解决，或在生活中让患者与社会交往，并运用所学到的技能。

5. 技能保持　最好的技能保持方法就是反复实践。

二、工娱治疗

工娱治疗是通过工作和娱乐促使疾病康复，防止精神衰退，提高适应环境能力的一种辅助治疗方法。工娱治疗在社区精神康复中具有非常重要的地位。

1. 工娱治疗的形式

→ 音乐治疗　音乐是人类的“通用语言”，采用音乐治疗的方法可以促进精神障碍患者认知功能的恢复、减缓衰退。此外，选择合适的音乐，可以达到调节情绪波动的作用。

→ 舞蹈治疗　不仅可以使患者消除紧张不安和低落情绪，还可以进行躯体锻炼。

→ 阅读和影视治疗　阅读书籍、报纸，欣赏电影、电视，不仅可以丰富患者的生活内容，关键还在于可以使患者间接接触外部世界，了解时事动态，避免与外界完全隔绝。

→ 体育活动　包括各种球类、牌类活动等，还包括游戏等。通过体育活动，可以锻炼患者的躯体功能，还有克服因为长期服用抗精神病药物引起的呆滞的作用。此外，通过体育活动可以增加患者在集体活动中的合作精神和人际交流的能力。

→ 简单作业训练　这种训练往往是作业程序简单、技术要求低、形式比较单一、品种内容适合大多数患者的工作。这种训练常作为患者就业行为训练前的准备阶段安排，一般可以大面积、经常性开展。一般来说，应该根据患者的病情特点、受教育程度和原来的职业情况进行分别安排。这曾经是我国开展的最广泛的精神障碍康复训练活动之一。但是，随着我国现代化程度的加快，对工艺要求的提高，这类工作越来越少，使得这类训练开展的难度越来越大。

→ 工艺制作训练　又称“工艺疗法”，主要培训患者的手工业操作。内容有：编织、服装裁剪和制作、工艺美术品制作、玩具及装饰品制作等。由于这类训练常需要较强的艺术性及技术性，往往只适合于精神障碍程度较轻者。在训练中应配备相应的专业人员进行耐心的指导和帮助。由于这类训练可以激发患者的创造力、增加才智、培养兴趣及稳定情绪，因此，常会使患者自觉参加，对心理社会康复具有很重要的意义。

→ 职业劳动训练　这是为了患者完全回归社会、重新就业或者变换岗位进行的针对性训练，比如烹饪、理发、打字、文件整理等。这类训练往往是在家属的支持下，患者病情非常稳定、并且具有相当的受教育程度的情况下实施。这是最理想的精神障碍康复训练，但是，我国的工疗站往往无法开展这方面工作。通常具备下列条件的患者才具有进行这方面训练的条件：

→ 病情较轻、缓解良好者。

→ 原有较高文化程度但不适合担任原来工作，单位有改变其岗位的愿望。

→ 家属为了保障患者未来的生活。

→ 患者本身具有重新工作的愿望，但缺乏相应的专业技能。

2. 工娱治疗的注意事项

工娱治疗不仅涉及到患者工作能力的培养，也涉及到患者的治疗、自身安全和社会安全问题，因此，社区医生应该根据本社区情况，组织精神分裂症患者参加有效的工娱治疗活动。同时要注意以下三个方面的问题：

（1）合适的工娱治疗医嘱。要考虑患者的性别、原来的职业、兴趣爱好、技术特长、受教育程度、主要精神症状、躯体情况、治疗情况等，甚至考虑到患者的生活环境。

（2）治疗管理。社区医生在工娱治疗过程中对患者进行仔细观察其是否适合该工娱治疗方式，在治疗结束后，根据情况及时调整治疗计划，寻找更合适患者的工娱治疗方式。

（3）安全管理。精神疾病患者不同于其他疾病患者，安全管理应该始终处于很重要的位置。对于外出郊游、涉及可能产生伤害的工具，应该特别加以注意。

三、职业康复

职业康复是为患者修复或重建职业技能，谋求或维持适当职业的过程。目的是使患者充分发挥个人的潜能，恢复为社会作贡献的能力，以实现他们的人生价值和人格尊严。社区和患者的家庭应当承担起对患者的职业康复任务。职业康复不是以盈利为目的，不能全让患者长期从事机械、简单、枯燥的劳动，而是有计划、有目标地通过有针对性的、从简到繁、从易到难、循序渐进的康复训练，使患者恢复或建立一定的职业技能。在患者掌握了一些职业技能的时候，还必须考虑和解决他们的社会就业问题，这样才能达到真正的康复目的。

每一位精神病患者需要的职业康复不一样。慢性衰退期的患者，往往需要从最初阶段开始康复，如简单、机械的手工作业，而且他们可能会很长时间停留在康复的中间阶段，很难达到理想的程度；而有良好技能、病情迅速控制的患者，可能很快就进入康复的最后阶段。职业康复的目的是为了使患者能够回归家庭和社会，重新恢复原有的工作能力。职业康复包括以下过程：

1. 工作技能评估

即实施职业康复前，对照患者的病前情况，对其当前工作技能进行评估，找出差距，明确目标，制定康复计划。康复目标应结合患者的实际情况，由易到难、循序渐进，保证目标的一步步实现。如果目标过高，不仅无法实现，还会给患者带来新的挫折，使其丧失康复的积极性。

2. 工作适应性训练

按照职业康复的目标，安排患者回到相应的工作环境，使其逐步融入其中。有些患者可能在一开始不适应这样的环境（包括以前工作过的环境），他们似乎习惯了患者角色，过惯了与外界隔离和被人照顾的生活，因此，当他们回到某种工作环境时，会呈现一种格格不入、逃避、兴奋或紧张不安的状态。此时既需要有耐心，也需要有一定的策略，如对患者接触的工作环境，可从时间上、工作内容上、范围上采取逐步深入的方法，使其逐渐适应。

3. 职业技能训练

首先，对患者今后的职业定位要结合他本人的实际情况来考虑，是否应该保持病前的职业，不应一概而论。如病前是一名从事简单劳动的人，可以保持原来的职业；但是对于一名病前是教师，后来患有十几年精神分裂症，目前已有精神活动衰退迹象的患者，则需要重新考虑他的职业定位了。职业定位以后，就应该进行职业技能训练，使患者渐渐地掌握从事该种职业的本领。

4. 庇护性就业

由于疾病的影响，当患者掌握了一定的职业技能以后，并不一定能够立即像正常人那样工作和生活。他们并没有真正摆脱患者的角色，还需要继续治疗，需要别人的照顾和宽容，因此，为患者建立具有这种功能的机构是非常必要的。目前，国内一些地区的精神病患者工疗站也具有这样的功能。

5. 过渡性就业

当患者具有了较好的职业技能，病情长期稳定时（一般 3～5 年以上），应该考虑其就业问题。在正式就业前，需要一定的就业过渡期，以保证其对职业的适应。在这个过渡期，他们仍需要得到别人的关照，有些大型企业创办的“康复车间”就具有一些这样的作用。

6. 工作安置

精神病患者的工作安置是他们回归社会的具体体现，需要根据其工作能力等因素来考虑，而且并非越简单越好，然而在现实生活中，人们并不是都能接纳精神病患者的，往往自觉不自觉设置障碍，这需要全社会的重视和对精神病患者的关心。

7. 职业保持

精神病患者的职业保持需要两个方面因素来决定：一是患者在工作安置以后能否胜任；二是对精神病患者职业的保护性政策。前者在很大程度上取决于患者的病情能否持续稳定，因此，他们在任何情况下都不应该拒绝医疗咨询和接受抗复发措施，后者需要政策和社会的帮助。

第六节　双向转诊

社区医院应积极主动地与所在区域的精神病专科医院建立畅通、互利的双向转诊渠道和机制，以使有转诊需要的患者及时得到应有的专科医疗服务，避免延误病情；同时使在精神病专科医院治疗好转的患者能够顺利转回社区医院，从而减轻患者的就医负担。

一、转诊原则

→ 确保患者的安全和有效治疗。

→ 尽量减轻患者的经济负担。

→ 最大限度的发挥社区医生和专科医生各自的优势和协同作用。

二、转出

1. 对于初诊精神分裂症患者，有下列情况之一者需考虑向上级医院转诊

→ 首次发病的患者，只要确诊为精神分裂症，就应该转到专科医院，有利于争取得到早期、系统的彻底治疗；

→ 患者病情特殊，严重影响他人或自身安全，冲动、有伤人和毁物行为；

→ 有严重消极厌世情绪；

→ 拒绝服药，不听家人劝阻和管理，到处乱跑或木僵状态；

→ 病情明显，但患者坚决拒绝治疗，长期延误有恶化的可能；

→ 患者神志不清、抽搐或合并脑炎、肝炎、心脏病等躯体疾病，在社区治疗有困难；

→ 家庭中无人监护照顾。

2. 对于复诊精神分裂症患者，有下列情况之一者应向上级医院转诊

→ 精神分裂症急性期；

→ 兴奋、冲动、有伤人和毁物行为，影响到周围社区的人身、财产安全；

→ 有自杀观念和行为；

→ 在社区维持治疗过程中病情复发、症状加重或拒绝治疗；

→ 出现药物不良反应难以在家庭维持治疗；

→ 患者及家属不愿意在社区治疗。

三、转入（由专科医院转向社区医院）

专科医院应将同时符合下列情况的患者转回社区医院，由社区医生对患者进行长期监测、随访和管理，以便减轻患者就医的各种花费和负担：

→ 诊断明确

→ 治疗方案确定

→ 处于缓解期和恢复期的患者

第二章　社区精神分裂症管理工作常见问题及解决办法

第一节　患者及其家属拒绝接受社区精防服务的对策

由于受社会偏见的影响，有相当一部分精神分裂症患者及其家属都存在着社会羞耻感，他们为自己或家人患精神疾病而感到羞耻，不愿意让别人知道，担心被社会歧视。因此，在社区精防工作中，常常会遇到患者及其家属拒绝接受服务的问题。社区医生遇到这样的问题常常感到工作十分困难，目前还没有法规强制患者及其家属必须接受服务，除非患者发生危害自身或他人的紧急情况。社区医生在这种情况下，需要十分冷静，不能意气用事，随便放弃，而要采取以下措施，使其接受或逐步接受服务：

1. 耐心做好解释工作

社区医生要教育患者家属正确对待精神疾病，消除自身存在的错误认识，尽快接受现实，稳定住自己的情绪，有条不紊地处理一些事情，这对家属和患者本人来说都是非常重要的。同时，还应该把精防工作的目的和意义向患者和家属宣传，争取他们在思想上对精防工作产生认同感。另外，要向社区群众大力宣传精神卫生知识，促进社区居民与精神病患者直接个别深入地接触交往，鼓励居民多去了解精神病患者，令社区群众降低恐惧并认识接纳患者，争取社区中更多的人理解精防工作，支持精防工作。

2. 与患者及其家属建立良好的关系

社区医生与患者及其家属建立良好的医患关系是争取他们的支持、接受服务的关键。社区医生要多关心患者的疾病痛苦，主动为患者分忧解难，在与患者及其家属的接触中，要以热心、诚心和爱心对待他们，不能给人一种“居高临下”的感觉，持之以恒才能够建立稳固、良好的关系。在最先接触比较困难的情况下，也可以先通过与他们关系密切的人“搭桥”，彼此先熟悉了解，以后其他问题就容易协商解决了。

3. 以患者及其家属容易接受的服务方式来消除他们的顾虑

有些患者或其家属拒绝接受服务，是由于担心别人知道他们的情况，对他们产生歧视。社区医生可以采取循序渐进的方法，使他们逐步接受服务。最初可以告诉他们为患者保守秘密，不向别人讲起患者的情况。如果患者或其家属仍然心存顾虑，也可以采用电话随访的办法，或由他们提出上门家庭访视的时间和要求等。此时，只要他们答应与社区医生接触，一般其他的要求都可以先答应下来。随着时间的推移和接触的不断深入，绝大多数患者和其家属都会转变认识，接受精防服务的。

第二节　易肇事肇祸患者的处置和社区管理

易肇事肇祸患者是指有可能发生危及他人或自身安全的行为，或对社会治安产生严重影响的精神分裂症患者。在以下患者中容易发生：

→ 以前曾经发生过肇事肇祸行为，目前病情仍不稳定的患者

→ 现在病情严重、管理困难、有易肇事肇祸迹象的患者

→ 曾因精神病肇事肇祸而被收治入院，近期刚出院，病情有可能反复的患者

加强对易肇事肇祸患者的管理，落实有效的治疗监

护措施，是维护社会稳定的一项重要工作。社区医生在此项工作中应该做好以下几点：

1. 做好随访工作，准确、及时地掌握易肇事肇祸患者的线索。

2. 与精防管理机构、公安部门保持密切联系，以便随时对易肇事肇祸患者采取有效的治疗监护。

3. 对需要由精神病专科医院收治住院的患者，要会同有关人员（如民警、居委会精防管理干部）上门通知其监护人，督促并协助他们在限定期内将患者护送到医院治疗。对极个别不愿配合住院的患者家属，要坚持原则，耐心做好说服教育工作，必要时应建议公安部门强制收治。

4. 可以就地监护的患者，通知其监护小组负起监护责任，加强对患者的监护，严防发生意外。

5. 易肇事肇祸患者应该是社区医生的重点随访对象。要加强对这类患者的家庭访视和社区治疗，用药要确保有效，并应向监护人交代清楚有关注意事项，一旦发现患者抗拒管理、拒绝服药治疗或有其他肇事肇祸迹象，要尽快将患者送入精神病专科医院治疗。

6. 对已经肇事肇祸患者，要保护现场，在通知公安机关的同时，还应该立即通知当地精防办公室，争取他们到现场对事件进行处置。如果事情紧急，或患者正在肇事过程中，急需立即控制时，应在考虑到患者和周围人安全的前提下，设法转移患者注意力，尽快将患者制服，并迅速送往精神病专科医院治疗。若路途遥远，为保证护送途中的安全，可先行注射镇静药，待患者比较安静时再行护送。

7. 事件处理完毕后，不要简单离去，还应该做进一步的调查分析，指导患者家属或其监护人预防再次发生类似情况，并借此机会向群众宣传精神卫生知识，以及防治精神疾病的重要性。

第三节 处理好精神疾病管理工作和其他工作的关系

社区卫生服务机构的医务人员除了担负精神疾病管理工作之外，还有常见病的诊疗工作等，怎样正确处理好各项工作之间的关系，是必须考虑的问题。

根据以往社区精神疾病管理经验，社区医生在日常工作中应该注意以下几点：

1. 要合理安排各项工作

面对繁多的工作，在制定工作计划时，应该分清轻重缓急、突出重点。就精防工作而言，诸如对肇祸患者的处理、建立家庭病床、对重症患者及时转送专科医院、按时完成工作报表等，都应该确保落实，以免因工作延误而酿成大祸或影响全局。各项工作日程安排得越具体越好，这样可以避免遗漏工作任务。

2. 工作中可以有机结合

虽然社区医生的工作任务较多，但在日常工作中，有些是可以有机结合、穿插进行的。如在上门访视精神分裂症患者时，也可以同时兼顾家庭病床的查房，或同时兼顾完成其他需要下基层、进病家的工作任务，这样可以省时省力，提高工作效率。

3. 保持岗位工作的相对稳定，努力掌握精神卫生专业知识

保持工作岗位的相对稳定，有利于社区医生更多地了解社区中精神疾病患者的情况，更好地学习和掌握精神科专业知识，提高工作的熟练程度和效率。社区卫生服务机构的管理人员要从工作出发，充分考虑到这些问题。

附　表

姓名：　　　　　　　　　　编号□□－□□□□□

表1　个人一般情况表

姓　名			性　别	1男2女 □	出生日期	□□□□□□□□
身份证号			工作单位			
家庭电话			联系人姓名		联系人电话	
常住类型		1户籍　2非户籍　□	民　族	1汉族　2少数民族______　□		
血　型		1 A型　2 B型　3 O型　4 AB型 / Rh 阴性：1否　2是　□/□				
文化程度		1文盲及半文盲　2小学　3初中　4高中　5中专　6大专及以上　7不详　□				
职　业		1工人　2离退休者　3专业技术人员　4行政管理者　5办事人员　□ 6军人　7企业家　8 商业服务业员工　9学 生　10其他________				
婚姻状况		1已婚　2未婚　3离婚　4丧偶　5分居　□				
医疗费用支付方式		1全公费　2部分公费　3城镇职工医疗保险　4 城镇居民医疗保险　□/□/□ 5商业医疗保险　6 新型农村合作医疗　7贫困救助　8全自费　9其他________				
药物过敏史		1无　有：2青霉素　3磺胺　4链霉素　5其他________　□/□/□/□				
暴露史		1无　有：2化学品______　3毒物______　4射线______　□				
既往史	疾病	1高血压　2糖尿病　3冠心病　4恶性肿瘤　5脑卒中　6 COPD　7结核病 8精神分裂症　9肝炎　10其他________ □确诊时间　　年　月/□确诊时间　　年　月/□确诊时间　　年　月 □确诊时间　　年　月/□确诊时间　　年　月/□确诊时间　　年　月				
	手术	1无　2有：名称1______　时间______　/ 名称2______　时间______　□				
	外伤	1无　2有：名称1______　时间______　/ 名称2______　时间______　□				
	输血	1无　2有：名称1______　时间______　/ 名称2______　时间______　□				
家族史		父　亲	□/□/□/□/□/□	母　亲	□/□/□/□/□/□	
		兄弟姐妹	□/□/□/□/□/□	子　女	□/□/□/□/□/□	
		1高血压　2糖尿病　3冠心病　4恶性肿瘤　5过敏症　6精神分裂症 7结核病　8肝　炎　9脑卒中　10先天畸形　11其他________				
遗传病史		1无　2有：疾病名称________　□				
有无残疾		1 无残疾　2 听力残疾　3 言语残疾　4 肢体残疾　□/□/□/□/□/□ 5 智力残疾　6 视力残疾　7 精神残疾　残疾证号________				

注：同《社区居民健康档案》表1

填表说明

1. 性别：如果两性畸形，选择显性的那个性别。

2. 出生日期：根据居民身份证的出生日期填写。按照年（4位）、月（2位）、日（2位）顺序填写，如19490101。

3. 身份证号：需如实、完整填写。

4. 工作单位：应填写目前所在工作单位的全称。离退休者填写最后工作单位的全称；下岗待业或无工作经历者须具体注明。

5. 家庭电话：填写家庭固定电话。

6. 联系人姓名：指紧急情况联系人。这里要求填写与建档对象关系紧密的亲友姓名，该联系人应为当遇特殊情况或紧急情况无法与建档对象直接沟通而急需建档对象的亲友提供帮助时，确实可以取得联系并能提供帮助的人。

7. 联系人电话：填写确实能够及时、有效取得联系的电话号码。

8. 常住类型：常住人口指在本社区居住生活半年以上者。

9. 民族：少数民族应填写全称，如彝族、回族等。

10. 血型：在前一个“□”内填写与ABO血型对应编号的数字；在后一个“□”内填写是否为“Rh阴性”。

11. 文化程度：填写内容包括“文盲/半文盲/小学/初中/高中/中专/大专及以上，不详”。

文化程度：指截止建档时间止，本人接受国内外教育所取得的最高学历或现有水平所相当的学历（参见GB－4658－84）。其中：

（1）文盲或半文盲：不识字或识字不足1500个，不能阅读通俗书报，不能写便条者。

（2）小学：小学毕业、肄业及在校学生，还包括未上小学，但识字1500个以上，能阅读通俗书报，能写便条，达到扫盲标准者。

（3）初中：初中毕业、肄业及在校学生，技工学校相当于初中者填初中。

（4）高中：普通高中毕业、肄业及在校学生。

（5）中专：职业高中毕业、肄业及在校学生，技工学校相当于高中者填中专。

（6）大专及以上：专科学生或相当于专科的电视大学、厂办大学等学校毕业或肄业及在校学生；大学本科、硕士、博士研究生、肄业及在校学生。

12. 职业：

（1）工人：指在第二产业（制造业、建筑业等）中从事体力、半体力劳动的生产工人及相关人员。

（2）离退休人员：指已经离休和退休的干部、职工和依靠领取退休金生活的人员。

（3）专业技术人员：指专门从事各种专业性工作和科学技术工作的人员。

（4）行政管理人员：指在党政机关、企事业单位具有行政管理职权的领导干部，一般包括各类机构的中层及以上管理干部。

（5）办事人员：指协助部门负责人处理日常行政事务的专职办公人员，包括科级以下公务员、企事业单位的一般管理人员和非专业性办事人员等。

（6）军人：指现役军人。

（7）企业家：指大中型企业高层管理人员和拥有一定数量的私人资本或固定资产并进行投资以获取利润的私营企业主（一般包括所有雇工在8人以上的私营企业的业主）。

（8）商业服务业员工：指在商业和服务行业中从事非专业性的、非体力的或体力劳动的人员。

（9）学生：指在学的大、中、小学学生。

（10）其他：指未归入上述职业类别者。

13. 婚姻：

（1）已婚：指在婚者，包括曾离婚或丧偶现已再婚的人。

（2）未婚：指建档之前从未结过婚的人。

（3）离婚：指建档时已与配偶解除婚姻关系，且未再婚的人。

（4）丧偶：指配偶去世未再婚的人。

（5）分居：虽未与配偶解除婚姻关系，但已分居且无夫妻生活者。

14. 医疗费用支付方式：填写内容包括“全公费/部分公费/城镇职工医疗保险/城镇居民医疗保险/商业医疗保险/新型农村合作医疗/贫困救助/全自费/其他”等，可以多选。

15. 药物过敏史：药物过敏主要指青霉素、磺胺或链霉素过敏，如有其他药物过敏，请在其他栏中写明名称。项目可以多选。

16. 暴露史：指化学品、毒物或射线接触史，如有，需填写具体化学品、毒物、射线名或填不详。

17. 既往史：包括疾病史、手术史、外伤史和输血史。

（1）疾病史：填写现在和过去曾经患过的某种疾病，包括建档时还未治愈的慢性疾患或某些反复发作的疾病，疾病名称按照“《社区居民健康档案》附件二社区常见疾病编码”统一编码，并写明患病的确诊时间。对于经医疗单位明确诊断的疾病都应以一级及以上级别医院的正式诊断为依据，有病史卡的以卡上的疾病名称为准，没有病史卡的应有证据证明是经过医院明确诊断的。疾病史可以多选。

（2）手术史：填写曾经接受过的手术治疗，如有，应填写具体手术名称和手术时间。

（3）外伤史：填写曾经发生的后果比较严重的外伤经历，

包括扭伤、挫伤、撞击伤等。如有，应填写具体外伤名称和发生时间。

（4）输血史：填写曾经接受过的输血，如有，应填写具体输血原因和发生时间。

18. 家族史：指直系亲属（兄弟姐妹、父母、祖/外祖父母）中是否患过所列出的具有遗传性或遗传倾向的疾病或症状。有则选择具体病名，没有列出的请在其他一栏中写明。并将不同辈分所患疾病填写在相应辈分的后面。家族史可以多选。

19. 遗传病史：如有，请写明疾病名称。

20. 有无残疾：项目可以多选，并在“□”内填写残疾类型编号对应的数字。如有民政部门核发的残疾证，请填写残疾证编号。

姓名：　　　　　　　　　　　　　　编号□□—□□□□□

表2　精神分裂症患者健康管理年检表（　　年度）

患者监护人姓名			**与患者关系**	
监护人住址			**监护人电话**	
辖区居委会、联系人、电话				
精神疾患家族史		1无　2有：疾病名称______；与患者关系______ □		
初次发病时间				
既往诊断情况		诊断______　确诊医院______　确诊日期______		
既往治疗情况	**门诊**	1未治　2间断门诊治疗　3持续门诊治疗 □		
	住院	曾住精神专科医院____次 □		
治疗效果		1痊愈　2好转　3无效 □		
既往主要症状		1幻觉　2猜疑　3言谈难以理解　4情绪不稳定　5欣快　6忧郁　7焦虑　8平淡　9冲动　10睡眠障碍　11饮食紊乱　12退缩　13孤僻　14工作学习效率下降　15生活自理困难　16不承认自己有病　17拒绝就诊和服药　18其他______ □/□/□/□/□/□/□/□/□/□/□/□/□/□/□		
发病对家庭社会的影响		1妨害或攻击他人　2毁坏物品　3追逐异性　4扰乱正常秩序　5纵火　6伤人　7杀人　8自残　9自伤　10自杀　11其他______ □/□/□/□/□/□/□/□/□/□/□		
生活和劳动能力		1好　2中　3差 □		
目前症状		1幻觉　2妄想　3被动体验　4思维联想障碍　5行为障碍　6情感平淡　7思维贫乏　8意志缺乏　9无快感体验　10注意障碍　11其他______ □/□/□/□/□/□/□/□/□/□/□		
自知力		1自知力完全　2自知力不全　3自知力缺失 □		
社会功能情况	个人生活料理	1良好	2一般	3较差 □
	家务劳动	1良好	2一般	3较差 □
	生产劳动及工作	1良好	2一般	3较差 □
	学习能力	1良好	2一般	3较差 □
	社会人际交往	1良好	2一般	3较差 □
康复措施		1生活劳动能力　2职业训练　3学习能力　4社会交往　5其他____ □/□/□/□/□		
总体评估		1症状明显　2好转　3稳定 □		
今后治疗康复意见		治疗形式：1专科住院　2专科门诊　3社区管理 □ 药物治疗： 康复措施：　□/□/□/□/□/□ 1心理康复　2生活劳动能力　3职业训练　4学习能力　5社会交往　6其他：		
下次年检时间			**医生签字**	

注：同《社区居民健康档案》表3.2.2

填表说明

1．患者监护人姓名：监护人一般为患者的亲属。

2．患者监护人住址及联系电话：填写患者监护人目前的居住地址及可以随时联系的电话。

3．与患者关系：填写与患者的关系，如父亲、儿女等。

4．精神疾患家族史：若患者近亲中有患有精神疾病的，须同时填写疾病名称及患病者与患者的关系。

5．初次发病时间：患者首次出现精神分裂症症状的时间。

6．既往诊断情况：若患者既往诊断何种疾病就注明是此种疾病，填写医院名称和住院日期。

7．既往治疗情况：若患者接受门诊治疗或住过院，住过院的同时填写次数。

8．既往主要症状：选择适合患者情况的选项可以多选。

9．发病对家庭社会的影响：选择适合患者情况的选项可以多选。

10．生活和劳动能力：

“好”是指与病前一样并无明显下降；

“中”是指劳动能力有所下降，但尚能从事一定的劳动，生活尚能自理。

“差”是指仅能胜任部分家务劳动或完全丧失劳动能力，不能胜任任何劳动，生活不能自理。

11．目前症状：选择适合患者目前情况的选项可以多选。

12．康复措施：记录从上次随访到此次随访患者所接受的康复措施有哪些，并在后面的“□”写上编号，可以多选。

13．总体评估：记录患者在上次年检到这次年检期间的疾病变化情况。

14. 今后治疗康复意见：根据患者情况，选择需要的治疗及康复形式，药物治疗需要写明药物名称和用法，心理康复需要写明具体方法。

姓名： 编号□□-□□□□□

表3 精神分裂症患者随访表

随访日期	____年___月___日		
目前症状	1幻觉 2妄想 3被动体验 4思维联想障碍 5行为障碍 6情感平淡 7思维贫乏 8意志缺乏 9无快感体验 10注意障碍 11其他____ □/□/□/□/□/□/□		
自知力	1自知力完全 2自知力不全 3自知力缺失 □		
睡眠情况	1可 2 般 3差 □		
饮食情况	1可 2一般 3差 □		
社会功能情况	个人生活料理	1良好 2一般 3较差 □	
	家务劳动	1良好 2一般 3较差 □	
	生产劳动及工作	1良好 2一般 3较差 □	
	学习能力	1良好 2一般 3较差 □	
	社会人际交往	1良好 2一般 3较差 □	
躯体疾病			
实验室检查			
目前服用药物	药物1:	用法： 每日 次	每次（剂量）
	药物2:	用法： 每日 次	每次（剂量）
	药物3:	用法： 每日 次	每次（剂量）
	药物4:	用法： 每日 次	每次（剂量）
药物不良反应			
服药依从性	1自行坚持服药 2在家属监督下服药 3间断服药 4拒绝服药 □		
康复措施			
评估分类	1症状明显 2好转 3稳定 □		
是否转诊	1否 2是 □	转诊医院：	
指导意见			
下次随访日期	____年___月___日	随访医生签名	

注：同《社区居民健康档案》表4.6

随访表填表说明

1. 目前症状：在适合患者目前情况的选项上划“√”，并在后面的“□”写上编号。

2. 自知力：在适合患者目前情况的选项上划“√”，并在后面的“□”写上编号。

3. 睡眠情况：在适合患者目前情况的选项上划“√”，并在后面的“□”写上编号。

4. 饮食情况：在适合患者目前情况的选项上划“√”，并在后面的“□”写上编号。

5. 社会功能情况：在适合患者情况的选项上划“√”，并在后面的“□”写上编号。

6. 躯体疾病：记录从上次随访到此次随访躯体疾病的变化情况。

7. 实验室检查：记录最近一次（一个月内或半个月内）的实验室检查结果，包括在上级医院或其他医院的检查结果。

8. 目前服用药物：记录从上次随访到此次随访患者服用的药物名称及用法。

9. 药物不良反应：记录从上次随访到此次随访服用的药物出现的不良反应。

10. 服药依从性：根据从上次随访到此次随访患者服药的情况，在适合患者目前情况的选项上划“√”，并在后面的“□”写上编号。

11. 康复措施：记录从上次随访到此次随访患者所接受的康复措施有哪些，在后面表格中写出来。

12. 评估分类：根据从上次随访到此次随访患者的总体情况，在适合患者目前情况的选项上划“√”，并在后面的“□”写上编号。

13. 指导意见：根据患者此次随访的情况，给出治疗方案变化情况包括药物调整情况、如何改进康复措施、患者变动情况如是否要转诊或住院等。

参考文献

[1] 中国疾病控制中心精神卫生中心. 中华医学会精神医学会. 中国精神分裂症防治指南（试行），2003

[2] 郝伟. 精神病学. 北京：人民卫生出版社，2004

[3] 张明园. 精神病防治康复. 北京：华夏出版社，2002

[4] 许亮，等. 社区精神卫生与康复. 北京：人民卫生出版社，2001

[5] 王晓慧. 精神分裂症. 石家庄：河北科学技术出版社，2005

[6] 郭争鸣. 中国精神分裂症防治指南（试行本）. 北京：高等教育出版社，2005